AF501405

DES CAUSES

DE LA GRAVELLE

ET DE LA PIERRE

PARIS. — TYPOGRAPHIE A. HENNUYER, RUE D'ARCET, 7.

LES CAUSES

DE LA GRAVELLE

ET

DE LA PIERRE

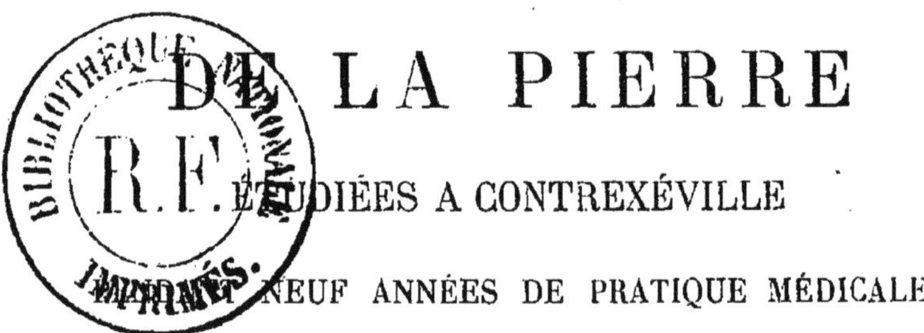

ÉTUDIÉES A CONTREXÉVILLE

PENDANT NEUF ANNÉES DE PRATIQUE MÉDICALE

PAR

LE Dr DEBOUT D'ESTRÉES

Médecin inspecteur des eaux de Contrexéville,
Membre de la Société d'hydrologie médicale de Paris
Membre de la Société de médecine pratique
Médecin adjoint au chemin de fer du Nord, etc.
Chevalier de la Légion d'honneur

OUVRAGE ORNÉ DE 32 FIGURES GRAVÉES SUR BOIS

PARIS
V. A. DELAHAYE ET Cie, LIBRAIRES-ÉDITEURS
PLACE DE L'ÉCOLE-DE-MÉDECINE

1876

PRÉFACE

Parmi les sujets qui s'offrent à l'observation du médecin qui exerce dans une station hydrominérale, l'étude de l'étiologie des maladies qui ont amené les étrangers dans cette station est une des plus intéressantes et des plus utiles. Quoique le nombre des malades atteints de la goutte et d'affections de la vessie soit considérable à Contrexéville, et bien que celui des malheureux sujets aux coliques hépatiques présente un total qui permettrait de semblables études, c'est la gravelle qui s'y rencontre en plus grand nombre, et c'est des causes de celle-ci que nous nous occuperons tout d'abord, nous réservant de continuer ultérieurement le même travail par rapport aux autres affections qui se présentent à notre observation.

Si un mouvement rétrograde de la goutte s'est manifesté depuis le commencement de ce siècle, comme l'a écrit le professeur Charcot et comme nous l'a également affirmé le docteur Garrod, nous avons lieu de penser qu'il n'en est pas de même pour la gravelle, sans pouvoir, on le comprend facilement, fournir de preuves à l'appui de l'opinion que nous émettons ; car les causes qui amènent la production de la gravelle urique, que nous avons rencontrée dans la proportion de 88 pour 100, ont la plus grande connexité avec celles de la goutte, autre expression d'une diathèse unique.

Ce travail étant avant tout une étude clinique et une statistique des faits observés à Contrexéville, je n'ai pas cru devoir me livrer à une longue discussion des théories mises en avant par les auteurs pour expliquer l'origine de l'acide urique, sur laquelle ils sont loin d'être d'accord. Qu'il se forme, comme le veut Liebig, dans le sang aux dépens des matières albuminoïdes insuffisamment oxydées, ou non comme le veulent ses contradicteurs qui n'ont pas encore opposé une bonne théorie à celle du célèbre chimiste ; qu'il provienne des parenchymes viscéraux, comme le dit Scherer, ou des cartilages et des tissus fibreux, comme le démontreraient les expériences de M. le professeur Robin, il n'en est pas moins vrai que la présence de l'acide urique dans le sang n'a pas encore été expliquée d'une manière irréfutable par les chimistes et les physiologistes contemporains.

Les praticiens admettent, généralement, la théorie de Liebig et considèrent la diathèse urique comme produite pas un excès de recettes sur les dépenses de l'économie. C'est à eux surtout qu'est dédié ce travail, c'est dans leur intérêt et celui de leurs malades que nous l'écrivons. Nous n'avons certes pas la prétention d'expliquer l'apparition de la gravelle chez tous les malades sujets à cette redoutable maladie.

On verra néanmoins dans notre statistique, par le nombre relativement considérable de faits groupés sous la dénomination de gravelle urique déterminée par des troubles des fonctions digestives, comment une élaboration insuffisante des aliments qui ne sont pas assez complétement transformés pour entrer dans la constitution de nos tissus peut expliquer la cause de cette diathèse chez des individus qui, comme l'a dit Magendie, « par leur régime alimentaire et leur genre de vie, semblent ne devoir jamais être atteints de la gravelle et pourtant en souffrent. »

Plus exceptionnellement, les émotions morales violentes expliquent aussi l'apparition, non justifiée d'ailleurs, de la gravelle chez certains individus.

Parmi les gravelles dont il est plus que difficile de connaître la cause, nous signalerons enfin la gravelle pileuse, variété rare dont nous n'avons observé que deux cas.

La physiologie pathologique de la production dans les reins de phosphate de chaux, de magnésie et de carbonate de chaux, fort peu connue et à peine étudiée jusqu'ici, serait encore beaucoup plus difficile à établir. La présence de ces produits chez des individus anémiés, leur rencontre par moi chez des marins revenant d'un séjour en Cochinchine ou au Sénégal, m'ont amené à émettre l'opinion que ces individus, dont un climat funeste pour les Européens avait troublé les fonctions de nutrition, brûlaient, au contraire des graveleux uriques, les matières organiques et laissaient déposer les matières minérales de leur économie. Ici donc encore nous expliquons la gravelle par une *dystrophie*. Mais n'est-ce pas aussi par un trouble de nutrition qu'on explique le diabète, qu'on explique la lithiase biliaire ? On voit donc que la science a encore beaucoup à faire avant de connaître par quel mécanisme intime se fait la perversion de nutrition, l'enrayement des combustions organiques amenant ces diverses maladies. Néanmoins, en cherchant à résumer nos idées sur la production de la gravelle phosphatique primitive ou rénale dont l'existence est niée à tort par la plupart des auteurs, nous dirons que si, comme on le dit ordinairement, dans la gravelle urique il y a *excès de recettes sur les dépenses,* dans la gravelle phosphatique primitive il y a *excès de dépenses sur les recettes.*

Dans la grande majorité des cas, c'est la gravelle qui est la cause de la pierre; nous avons donc passé en revue les différentes éventualités qui peuvent se produire lorsqu'un gravier a été formé dans le rein, les accidents auxquels il peut donner lieu, les divers modes de formation et d'accroissement de la pierre dans la vessie, et terminé cette étude par l'histoire abrégée des faits de fracture spontanée de calculs dans la vessie.

M. le professeur Bouchardat, auquel nous avons soumis les idées nouvelles émises par nous dans ce travail, a bien voulu nous engager à lire devant l'Académie les conclusions auxquelles nous étions arrivés. Qu'il nous permette de le remercier sincèrement des encouragements qu'il nous a donnés. Nous adresserons également ici nos remercîments à ceux de nos confrères qui ont bien voulu mettre à notre disposition des planches de leurs ouvrages et faciliter ainsi notre tâche.

D^r D.

LES CAUSES DE LA GRAVELLE

ET DE LA PIERRE

ÉTIOLOGIE DE LA GRAVELLE

La gravelle est une maladie qui détermine la production, aux dépens de l'urine, de corps de forme et de volume variables.

Ces corps sont constitués par différentes substances, qui sont les suivantes :

Acide urique.
Urates d'ammoniaque.
Urates de soude.
Urates de potasse.
Urates de chaux.
Urates de magnésie.
Oxyde xanthique.
Cystine.
Oxalate de chaux.
Oxalate d'ammoniaque.
Carbonate de chaux.
Carbonate de magnésie.
Phosphate ammoniaco-magnésien.
Phosphate de chaux.

Phosphate de magnésie.
Phosphate de fer.
Mucus.
Matières azotées.
Sang modifié.
Matières colorantes.
Silice.
Oxyde de fer.
Urée.
Chlorhydrate d'ammoniaque.
Benzoate d'ammoniaque.

A cette liste, déjà longue, il convient d'ajouter les poils expulsés par les malades atteints de cette variété si rare de gravelle nommée *gravelle pileuse*.

Tous ces corps sont loin de se rencontrer avec la même fréquence dans l'urine et d'avoir la même importance au point de vue du sujet qui nous occupe.

Ainsi, sur 1000 analyses de calculs, M. le professeur Bouchardat a trouvé :

Oxalate de chaux	142
Acide urique pur ou mêlé d'urates, de phosphates ou d'oxalates de chaux	372
Calculs phosphatiques	253
Calculs à couches alternatives	233
	1000

L'acide urique et les urates viennent, on le voit, en première ligne comme fréquence, et si cela est vrai pour les calculs volumineux, ce l'est encore bien davantage pour les concrétions susceptibles d'être expulsées sans opération. Au contraire, à l'état de gravier, l'oxalate de chaux est beaucoup moins fréquent qu'à l'état de calcul; nous ne l'avons pas rencontré cinquante fois sur plus de douze cents graveleux. Quant aux phosphates, nous n'avons observé de graviers de phosphate de chaux rendus après des coliques néphrétiques que dans une dizaine de cas, tandis que nous avons beaucoup plus fréquemment rencontré le phosphate ammoniaco-magnésien à l'état de dépôt. Pour la gravelle de cystine, nous ne l'avons rencontrée que deux fois. Jamais il ne nous a été donné de recueillir de calcul de xanthine ni de carbonate de chaux.

On a essayé plusieurs classifications de la gravelle; les seules divisions qui aient prévalu sont celles de Durand-Fardel et de Leroy d'Etiolles. Le premier de ces auteurs les divise en gravelle *diathésique*, comprenant l'acide urique, les urates, l'oxalate de chaux, la cystine et la xanthine, et gravelle *catarrhale*, comprenant la gravelle phosphatique. Nous verrons au chapitre qui traite de ce genre de gravelle pourquoi nous ne saurions accepter cette classification, qui n'explique pas la formation des graviers de phosphate, ni même de carbonate de chaux.

M. Raoul Leroy d'Etioles reconnaît de même deux groupes, sous la dénomination de *gravelle existant dans une urine à réaction acide* et *gravelle existant dans une urine à réaction alcaline.* Nous admettrions de préférence cette classification, qui ne préjuge pas de la cause de la gravelle, si on ne rencontrait des graviers de phosphates de chaux dans des urines acides, et même de l'acide urique dans des urines alcalines, comme nous a affirmé l'avoir rencontré M. le professeur Gübler dans la séance de la Société d'hydrologie du 20 mars 1876. On voit donc que la classification de la gravelle est encore à faire. Sans entreprendre cette tâche difficile, nous nous bornerons à décrire et à rechercher les causes des principales variétés, de celles surtout qu'il nous a été donné d'étudier à Contrexéville.

GRAVELLE URIQUE.

Caractères physiques et chimiques de l'acide urique. — Les sables et graviers uriques sont généralement assez consistants, de couleur jaune ou rouge-brique plus ou moins foncée, suivant que l'acide urique, qui pur est incolore, s'est plus ou moins chargé des principes colorants de l'urine, l'urochrome et l'uroérythrine. Très-peu soluble dans l'eau, il exige dix-huit mille fois son poids d'eau froide et quinze mille fois d'eau bouillante pour se dissoudre. Il cristallise en tables rectangulaires, et c'est sous cette forme qu'on le rencontre le plus généralement sous le microscope ; néanmoins, suivant l'axe suivant lesquels ces cristaux sont groupés, ils présentent des aspects très-variés que nous reproduisons d'après l'ouvrage du docteur Rabuteau (1).

(1) *Eléments d'urologie.* Paris, Lauwereyns, 1875.

L'acide urique traité par l'acide nitrique se dissout en donnant lieu à un dégagement de vapeurs nitreuses; si on évapore par la chaleur et qu'on ajoute au résidu avec un agitateur quelques gouttes d'ammoniaque, on voit se produire une magnifique couleur pourpre. C'est la réaction ca-

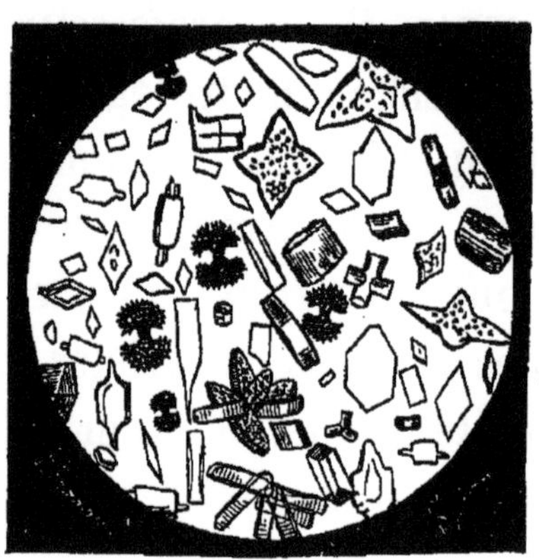

Fig. 1. Cristallisation de l'acide urique sous ses diverses formes.

ractéristique de l'acide urique. — Qu'elle soit due à la murexide (purpurate d'ammoniaque), comme on l'a cru longtemps, ou à l'isoalloxanate d'ammoniaque, comme semblent le prouver les recherches de M. E. Hardy (1), cela importe moins aux praticiens qu'aux chimistes; la réaction n'en est pas moins facile à saisir et à obtenir, surtout si on n'ajoute l'ammoniaque qu'avec précaution.

De beaucoup la plus fréquente, la gravelle urique comprend aussi bien la gravelle d'acide urique que le groupe tout entier des urates de soude, de chaux, de magnésie et de potasse. C'est par excellence la gravelle des adultes, des habitants des villes et des gens riches. Sur cent calculs d'acide urique, soixante-

(1) *Annales de chimie*, 1864, t. II, p. 372.

quinze sont fournis par les habitants des villes. Beaucoup plus fréquente chez l'homme que chez la femme, on la rencontre néanmoins chez celle-ci plus souvent qu'on ne le croit généralement, et voici ce que les huit premières années de ma pratique à Contrexéville m'ont appris à ce sujet :

Hommes	822
Femmes	197
Enfants de 1 à 13 ans	9
Total	1 028

Ainsi, sur plus de mille malades, les femmes figurent encore pour près d'un cinquième du chiffre total.

Hippocrate a dit : *Mulier podagra non laborat nisi cum menstrua defecerint* (*Ap.* 29, sect. VI). Cette assertion est, à notre avis, beaucoup trop absolue, car nous verrons plus loin des jeunes femmes faire exception à cette règle; il est vrai, néanmoins, que l'âge moyen de nos malades hommes est de cinquante et un ans, et celui des femmes de près de quarante ans.

La physiologie pathologique de la gravelle urique, ou mieux, de la diathèse urique, peut se résumer en deux mots : elle est le résultat d'un *excès de recettes sur les dépenses* de l'économie. Les matériaux apportés par l'alimentation subissent, dans la trame des tissus qu'ils sont appelés à renouveler incessamment, des combustions dont un des principaux produits est l'urée, produit excrémentitiel rejeté à l'extérieur par différentes voies, mais surtout par les reins. Lorsque, soit par suite d'une accumulation trop grande de matériaux, ou par suite d'une élaboration insuffisante, cette combustion est incomplète, il se forme au lieu de l'urée, corps soluble, un corps moins oxydé et presque insoluble, qui n'est autre que l'acide urique. Dans l'état de santé, il n'en est engendré par le sang qu'une faible proportion, puisque l'urine de vingt-quatre heures n'en contient que 50 centigrammes en moyenne, tandis que la quantité d'urée rejetée pendant le même temps par cette voie peut être évaluée à 25 grammes.

L'acide urique une fois en excès dans le sang peut se comporter de différentes façons : 1° il s'agglomère dans les reins sous forme de sables ou de graviers et constitue la gravelle urique ; 2° il donne lieu aux manifestations articulaires et extra-articulaires de la goutte; 3° enfin, il détermine du côté de la peau certaines maladies que M. Bazin range dans le groupe des *arthritides*. Pour qui douterait de la présence en excès de l'acide urique dans le sang des graveleux, l'expérience de Ball doit dissiper tous les doutes. Chez un graveleux de cinquante ans, qui n'avait jamais eu de goutte articulaire, un vésicatoire fut appliqué au creux épigastrique. La sérosité fut recueillie dans un verre de montre et additionnée de quelques gouttes d'acide chlorhydrique. Il s'y forma rapidement de très-nombreux cristaux d'acide urique.

Quant à sa présence dans le sang des goutteux, les recherches de Garrod l'ont établie d'une manière irréfutable (1).

Enfin, pour les manifestations cutanées, n'a-t-on pas trouvé dans la sueur qui succède à un accès de goutte des urates en abondance; celle-ci a même laissé quelquefois sur la peau des urates affectant la forme d'une poudre légère et brillante, comme l'a écrit le docteur Lhéritier. Plus récemment, Gigot-Suard a provoqué des manifestations cutanées chez des sujets auxquels il administrait de l'acide urique.

Tels sont les principaux désordres que peut produire l'acide urique accumulé en excès dans l'économie. Mais nous nous occupons ici plus spécialement de la gravelle urique seule; nous n'avons plus à établir ses liens de parenté bien connus avec la goutte. Tout le monde sait aujourd'hui qu'un goutteux peut engendrer des graveleux, et réciproquement. Du reste, ces deux maladies coexistent fréquemment, et sur 1028 graveleux uriques, nous en avons trouvé 241 qui avaient des accès de goutte alternant avec des coliques néphrétiques. Quant au diabète, sur 270 observations recueillies par Durand-Fardel, cet auteur a trouvé 38 malades

(1) Garrod, *la Goutte*, traduction Ollivier et Bergeron. Paris, Delahaye, 1867.

qui avaient la goutte ou la gravelle; et sur le nombre de graveleux que nous venons de citer, nous avons observé 27 cas de diabète, dont quelques-uns avaient en même temps la goutte et la gravelle. Enfin, les relations de la colique hépatique avec la diathèse urique ne sont pas douteuses pour tous les médecins qui, comme nous, voient un grand nombre de graveleux et de goutteux. Le docteur Willemin, de Vichy, a publié des observations très-probantes à cet égard.

Etiologie de la gravelle urique. — Parmi les graveleux venus à Contrexéville, la cause prédominante qui a déterminé leur maladie est une des suivantes :

1° L'hérédité;

2° Certains troubles de l'appareil digestif;

3° L'excès d'alimentation;

4° Le défaut d'exercice;

5° Les émotions morales violentes;

6° Le traumatisme de la région rénale.

J'ai recherché chez la majeure partie des malades atteints de gravelle urique auxquels j'ai donné des soins la cause de leur maladie. Ma question : Pourquoi avez-vous la gravelle? les surprenait souvent étrangement, et je devais leur démontrer que, dans l'intérêt de leur santé future, il était plus qu'utile de nous livrer ensemble à cette recherche, qui m'a permis d'arriver à des résultats aussi intéressants pour le malade que pour le médecin.

Voici dans 583 cas les résultats que j'ai obtenus :

Hérédité	191
Trouble de l'appareil digestif	160
Excès alimentaires	101
Vie sédentaire, défaut d'exercice	95
Emotions morales violentes	35
Contusion des reins	1
	583

Chez les autres malades, ou les causes étaient multiples, ou il m'a été impossible de les déterminer.

L'*hérédité* est malheureusement trop démontrée et trop universellement admise pour qu'il soit nécessaire de la prouver. Combien de fois n'ai-je pas vu, pour ma part, deux frères ou un père et son fils venir en même temps réclamer mes soins (1). Mais parmi ces faits, il en est un tellement exceptionnel, à cause de l'âge du jeune sujet, que je vais le relater ici :

Mme H***, jeune femme de vingt-six ans, des environs de Bar-sur-Aube, était depuis quatre ans sujette à la gravelle, lorsqu'en 1873 elle vint faire à Contrexéville une cure sous la direction de notre confrère le docteur Aymé. A la suite de cette sai-

(1) J'ai vu, en 1874, le fils et le petit-fils de la princesse B..., venue elle-même, cinquante ans auparavant, à Contrexéville, tous trois atteints de gravelle urique.

son, qui ne présenta rien de particulier, la malade éprouva une modification heureuse dans son état général et peu après devint enceinte. Il est à remarquer que, chez les jeunes femmes atteintes de gravelle, et jusque-là stériles, Contrexéville produit ordinairement le même résultat. Cette grossesse l'empêcha de revenir en 1874 faire une seconde saison, et les symptômes de la gravelle reparurent dans les premiers mois de l'année 1875; la malade eut même dans les trois derniers mois de sa grossesse des crises néphrétiques qui, plusieurs fois, induisirent en erreur le médecin de cette dame, en lui faisant supposer qu'elles étaient déterminées par un accouchement prématuré. Enfin, la malade mit au monde, en octobre 1875, un enfant bien constitué. A peine âgé de quinze jours, cet enfant souffrait déjà des reins et tachait ses langes d'acide urique expulsé par la verge sous la forme de sable rouge. Toutes les six semaines environ, il était sujet à de *véritables crises néphrétiques*, pendant lesquelles il vomissait et se tordait dans des douleurs qui lui arrachaient des cris aigus. Les reins étaient alors douloureux au moindre toucher et la crise était suivie d'une expulsion abondante de sable urique.

Mme H*** amena son fils, alors âgé de onze mois, à Contrexéville, au mois d'août 1875, et on vit à la fontaine un jeune buveur de plus; car l'enfant se trouva bien d'une faible dose du Pavillon ajouté à son lait. Sous cette influence, son appétit se développa; son état général, ébranlé par ces crises successives, s'améliora; ses forces augmentèrent notablement et il expulsa sans douleurs une quantité relativement très-considérable d'acide urique. L'urine, recueillie à grand'peine, vu l'âge du jeune malade, ne présentait rien de particulier, si ce n'est un excès d'acide urique; sa densité, de 1020, était normale; la couleur jaune ambrée, la réaction normalement acide; pas de traces d'albumine ni de sucre; enfin, l'examen microscopique n'y laissait voir que de gros cristaux d'acide urique.

Ce fait est jusqu'à présent unique dans son genre. L'existence de dépôts uratiques dans les reins des nouveau-nés est aujourd'hui bien connue, soit qu'on l'attribue, comme Virchow, aux changements qu'amène, quarante-huit heures après la naissance, l'action des influences extérieures : le froid, la lumière, l'alimentation sur le jeune individu; soit, qu'avec plus de raison, on se rende aux arguments de M. le professeur Parrot, qui a fait voir que l'urine de jeunes enfants jouissant d'une santé complète n'est pas chargée d'urates; mais qui ne l'a rencontré que dans celle des nouveau-nés atteints de sclérème, de vomissements, de diarrhée, et ayant dans le sang, par suite de ces troubles des fonctions digestives, une quantité anormale de déchets protéiques, incomplétement brûlés. Mais ici, nous avons affaire à de véritables crises néphrétiques chez un enfant de moins d'un an, alors que la mère elle-même en était atteinte pendant sa grossesse. C'est donc avant tout *l'hérédité* qui est en cause, et d'une manière non douteuse.

Nous pensons qu'il n'est pas nécessaire de donner d'autres exemples, et nous dirons que la *cause la plus fréquente de la gravelle est l'hérédité*, c'est-à-dire que les parents d'un graveleux auront été graveleux ou goutteux, mais plus généralement graveleux; en effet, d'après les résultats de nos observations, nous n'admettons pas, avec sir H. Thompson, l'alternance des deux maladies d'une génération à l'autre, qui ferait qu'un graveleux engendrant le plus souvent un goutteux, celui-ci engendrerait à nouveau un graveleux, comme l'a écrit cet auteur dans ses *Clinical Lectures*, publiées à Londres en 1873.

Nous allons passer maintenant à la cause suivante, qui est aussi fort intéressante à étudier et plus fréquente qu'on ne le suppose généralement.

Les *troubles des fonctions digestives*, comme cause de la diathèse urique, ont été surtout étudiés par le docteur Mercier (1), et nous sommes comme lui d'avis que, si on ne les a pas signalés plus souvent, c'est qu'ordinairement à la question : « Avez-vous un bon estomac ? » les malades vous répondent souvent : « Ah ! monsieur, je digérerais du fer ! » alors que, par un interrogatoire plus approfondi, on voit

(1) *Traitement de la gravelle et de la pierre urinaires*. Paris, Delahaye, 1872.

ces mêmes malades se plaindre d'assoupissement après le repas, d'aigreurs, d'éructations, de ballonnement du ventre, etc. On a vu, du reste, par notre statistique, qu'après l'hérédité, c'est la cause que nous avons rencontrée le plus souvent chez nos malades. Il est évident aussi que cette cause est en grande connexité avec les deux suivantes, que le malade qui mangera trop ou trop bien digérera souvent mal; que le malade qui ne prend pas d'exercice présentera également des troubles digestifs; mais néanmoins, dans chacun des cas observés, j'ai cherché à classer le malade sous la cause la plus marquante de celles qu'il pouvait invoquer. Lorsqu'un malade qui, comme l'avait déjà observé Magendie, « par son régime alimentaire et son genre de vie, semble ne devoir jamais être atteint de la gravelle et pourtant en souffre », il y a lieu de rechercher une cause à cet état. Le plus souvent alors, j'ai observé que ces malades avaient été dyspeptiques pendant plusieurs années avant l'apparition de la gravelle; que la quantité d'acide urique diminuait lorsque les digestions étaient meilleures; et qu'enfin, sous l'influence du traitement hydro-minéral, on voyait en même temps s'amender l'état de l'estomac et celui des reins. J'ai cité dans mon travail sur les eaux de Contrexéville, publié en 1869, une observation de dyspepsie flatulente, avec production consécutive de gravelle urique, qui a été guérie après une seule saison. J'ai eu depuis des nouvelles de ce malade et sa guérison s'est maintenue. Je pourrais rapporter ici l'histoire de malades qui, après avoir été dyspeptiques pendant quatre, six, et même dix ans, ont vu un jour apparaître la gravelle urique et ont retiré les meilleurs résultats de leur cure hydro-minérale; mais je craindrais, par des observations qui présentent entre elles la plus grande analogie, d'étendre outre mesure ce travail sans profit pour le lecteur.

L'*excès d'alimentation* est la cause la plus connue et la moins discutée de la diathèse urique. La quantité et surtout la qualité des aliments amènent cet excès de recettes sur les dépenses de l'économie qui se traduit par l'inévitable acide urique.

Parmi les aliments les plus nuisibles, il importe de citer en première ligne la viande et surtout les viandes noires, gibier, bœuf, mouton. Néanmoins, c'est une erreur de croire que l'alimentation animale soit aussi coupable qu'on le suppose. Suivant Lehmann, une nourriture exclusivement animale donnerait 1g,40 d'acide urique, alors qu'une nourriture mixte donnerait 1g,10 et une nourriture végétale, 1 gramme. Une alimentation épicée, les salaisons, une cuisine recherchée et succulente sont au moins aussi dangereuses.

Les alcooliques sont des agents bien plus dangereux dans l'alimentation, au point de vue de la production de l'acide urique. Les excès de vins, de liqueurs et d'eau-de-vie ont amené bien des malades à Contrexéville. Les vins mousseux sont, comme l'a établi M. le professeur Bouchardat, surtout à redouter pour les personnes affectées de polyurique (diathèse urique). Sous leur influence on voit la quantité des dépôts uriques augmenter dans les urines. Chacun, dit notre excellent maître, peut répéter cette observation : Qu'il examine l'urine la nuit qui suit un repas où le champagne a été pris en abondance; dans ce cas, on remarque presque constamment un dépôt d'acide urique. Nous ajouterons à cette opinion d'un auteur qui fait loi en pareille matière, que nous avons souvent observé le même résultat chez nos malades après l'ingestion des principaux vins de Bourgogne, alors que la même dose de vin de Bordeaux, je parle de doses modérées, ne donnait pas lieu à la production d'acide urique. Les vins d'Espagne et les vins alcooliques en général sont dans le même cas. Le cidre, surtout lorsqu'il est ancien et chez les personnes qui n'en ont pas une grande habitude, produit encore les mêmes résultats, ainsi que les bières fortes et surtout les bières anglaises.

A côté des alcooliques, M. Bouchardat place les corps gras qui, pris en trop grande quantité, favorisent à la longue la formation de l'acide urique en excès. Sous l'influence des alcooliques, cette formation est beaucoup plus rapide. Nous n'avons pas été à même de vérifier cette opinion du savant professeur, non plus que celle-ci, également émise par lui : que les sucres ingérés en grande quantité ont aussi une influence fâcheuse. Cet auteur ajoute que certains aliments herbacés sont encore mis en cause. « Quelques auteurs, dit-il, attribuent assez d'influence aux asperges, aux haricots verts. Ce sont des questions qui méritent d'être sévèrement contrôlées par l'observation. »

Ici, au contraire, nous avons à faire connaître ce que notre expérience et de nombreuses observations nous ont appris, en disant que si chez tous les graveleux l'ingestion de l'asperge ne donne pas lieu à des phénomènes appréciables, chez un nombre néanmoins assez considérable, que nous pourrions évaluer à 20 malades sur 100, l'ingestion d'asperges est suivie de maux de reins plus ou moins violents et quelquefois, à bref délai, d'une colique néphrétique. Nous n'avons jamais remarqué qu'elle fût suivie de l'expulsion plus marquée d'acide urique, ce qui nous a amené à supposer que l'asperge ne produisait pas d'acide urique, mais qu'en *congestionnant passagèrement un rein qui en contenait déjà, elle facilitait l'agglomération des sables et pouvait amener la formation de petits graviers.*

Quant aux haricots verts et à l'oseille que nous ajouterons à cette liste, ils agissent différemment ; il est beaucoup plus rare de les voir donner lieu à des maux de reins, mais plus fréquent de voir leur ingestion suivie d'émission d'acide urique. Néanmoins, un certain nombre de malades qui alors n'excéderait pas 6 ou au plus 8 pour 100 des graveleux que j'ai observés accusent des douleurs après l'ingestion d'oseille et à peine 3 pour 100 après l'ingestion de haricots verts. Chez quelques-uns d'entre eux cela est si net, que, malgré un goût prononcé pour ce légume, ils y ont renoncé spontanément.

Il s'agit bien entendu ici exclusivement de malades atteints de gravelle urique, rendant habituellement du sable rouge ou des graviers rouges et non de l'oxalate de chaux. Néanmoins, il est un fait que le microscope seul m'a permis de constater, c'est que l'urine des graveleux uriques contient très-souvent, parmi les cristaux d'acide urique, des cristaux d'oxalate de chaux et cela au moins dans le tiers des observations microscopiques que j'ai faites à Contrexéville.

Il est encore un légume dont il importe de parler et cela surtout pour les habitants du midi de la France, de l'Espagne, de l'Amérique et de certaines colonies, c'est de la tomate qui, employée fréquemment dans ces contrées sous forme de soupes à la tomate et de salades de tomates vertes, constituent pour les malades atteints de gravelle un aliment aussi dangereux que l'oseille.

Il est peut-être encore dans les pays d'outre-mer certains aliments à prohiber aux graveleux, mais nous les connaissons peu et mal en France. J'insisterai seulement auprès de mes confrères sur ce point, que, si un de leurs malades est Américain, Egyptien ou Espagnol, lui défendre l'oseille ne signifierait rien, car il en mange peu ou pas, alors qu'au contraire il fait souvent abus des tomates rouges ou vertes. Au contraire, dans d'autres pays, ceux du nord de la France, par exemple, la tomate est peu usitée et l'oseille entre dans l'alimentation journalière.

Le *défaut d'exercice* est, par ordre de fréquence, la quatrième cause de la diathèse urique. C'est dans cette catégorie que se rangent les habitants des grandes villes, de Paris en particulier, que leurs habitudes, leur goût ou leur profession retiennent sédentaires plus qu'il ne le conviendrait dans l'intérêt de leur santé. Certes, ces mêmes malades pèchent quelquefois aussi par un excès d'alimentation ou plutôt par une nourriture trop succulente, mais parmi eux il est qui, enchaînés par leur profession à un travail de bureau, ont beau se priver du côté de la table et mener un régime sévère, l'absence d'exercice musculaire ne leur permet qu'une oxydation incomplète de leurs aliments et les condamne à rester graveleux.

Je vois, au contraire, parmi les malades de cette catégorie qui suivent les règles d'hygiène que j'ai cru devoir leur conseiller, et se livrent chaque jour à un exercice approprié à leur âge et à leur genre de vie, des résultats très-satisfaisants. Pour n'en citer qu'un, je relaterai le fait suivant.

M. R... habite Paris; sa fortune, sa position, ses relations jointes à sa qualité de célibataire, le mettent à même de satisfaire ses goûts pour la bonne chère, et, malgré sa position, il prend très-peu d'exercice; aussi, en 1872, vient-il, sur les conseils du professeur Charcot, demander à la source du Pavillon un soulagement à la goutte dont il a déjà eu plusieurs accès, et à la gravelle dont il est également atteint. Une première saison lui procura un soulagement notable, mais dès son retour à Paris, et ayant repris le même genre de vie, il fut de nouveau sujet à un accès de goutte au mois de mars de l'année suivante et expulsa en juin deux petits graviers. Revenu à Contrexéville en 1873, il comprit enfin la nécessité de l'exercice que nous lui avions recommandé et se décida sur nos instances à faire tous les jours une séance d'escrime de trente à quarante minutes au moins; depuis, malgré une table très-recherchée et un appétit plus qu'ordinaire, il n'a vu reparaître ni accès de goutte, ni colique néphrétique. Il est venu, il est vrai, chaque année faire appel à l'efficacité de la source du Pavillon; mais, étant donné son régime alimentaire, dans lequel entrent malheureusement trop souvent les truffes, le bourgogne et autres vins généreux, elle n'aurait pas seule suffi à le préserver des atteintes de la goutte et de la gravelle, si une plus grande dépense ne lui avait permis de faire une plus forte recette alimentaire.

Je pourrais citer, par opposition à cette observation, l'histoire de deux jeunes ecclésiastiques élèves du grand séminaire de Saint-Sulpice et tous deux affectés non héréditairement de gravelle urique. Ici, l'excès d'alimentation ne pouvait entrer comme cause déterminante, la table du séminaire différant entièrement de celle de M. R. Nous avions, au contraire, affaire à la gravelle par défaut d'exercice et aussi à celle que le professeur Bouchardat, si souvent cité par nous, pense occasionnée par *insuffisance de la respiration,* dans le cas de repos absolu, d'air vicié ou insuffisant, de gêne apportée aux fonctions pulmonaires par l'air échauffé des salles d'étude.

Il est évident que, dans ce cas, qui est commun à beaucoup d'employés de bureau, la marche à l'air libre ou un exercice musculaire approprié est le moyen hygiénique le plus efficace pour prévenir le retour de la maladie.

Les *émotions morales violentes* peuvent enfin déterminer aussi, mais dans une proportion beaucoup plus modeste, l'apparition brusque de la gravelle. Cette cause n'est point indiquée dans la plupart des auteurs qui se sont occupés de cette question. M. Bouchardat seul dit dans son mémoire sur la goutte, la gravelle et les calculs urinaires, publié en 1867, que les émotions vives, comme les violents accès de colère peuvent déterminer une polyurique passagère; le chiffre de trente-cinq faits de ce genre, que nous avons recueilli, prouve en faveur de leur fréquence relative. Malheureusement la maladie qui en résulte est loin d'être toujours passagère, surtout si la cause est persistante comme un violent chagrin.

Parmi ces faits, je me bornerai à citer les suivants :

M. T..., homme de quarante-cinq ans, vigoureux, bien constitué, mais d'une nature impressionnable, apprend brusquement la perte d'une fortune considérable, et en demeure très-profondément affecté, et alors que ses parents n'avaient jamais vu trace d'acide urique, alors que lui-même, qui menait une vie active et sobre et jouissait jusque-là d'une santé parfaite, n'avait jamais aperçu le plus petit sable dans ses urines, il est pris brusquement d'une crise néphrétique violente suivie de l'expulsion d'un gravier d'acide urique.

Mme D..., dans des conditions de santé identiques, perd à la fois son mari, qui occupait une position très-élevée, et sa fortune, se trouvant ainsi réduite à subvenir par son travail à ses besoins et à ceux de sa fille. Cette dame voit, à l'âge de trente-trois ans, ses époques disparaître et est prise de coliques néphrétiques. Neuf ans après, en 1872, sous l'influence d'une seule saison à Contrexéville, la menstruation se rétablit et les crises cessent.

Mme M..., jeune femme de vingt-six ans et d'une

santé parfaite jusque-là, est réveillée une nuit en sursaut par les cris : Au feu ! Elle se lève précipitamment et voit les flammes monter devant sa fenêtre. Huit jours après la poignante émotion qu'elle avait éprouvée, survient, au grand étonnement du médecin qui l'avait vu naître et qui connaissait toute sa famille, une crise néphrétique qui l'amène à Contrexéville. Chez cette dame, la menstruation n'a pas été suspendue, mais la régularité en a été troublée ; elle fit une saison, en 1873, à Contrexéville et je n'ai plus eu de ses nouvelles.

M. K... perd, pendant la dernière guerre, un fils unique, et en demeure, ainsi que sa femme, inconsolable ; peu après il est pris d'accès de goutte, de gravelle et sa femme de coliques hépatiques.

Il est, je pense, inutile de multiplier les exemples, car ceux que je viens d'énumérer me semblent suffire à prouver l'exactitude de ce fait que les émotions morales peuvent occasionner la gravelle.

Toutes ces diverses causes peuvent se combiner entre elles et je n'ai que trop souvent occasion de voir des malades qui les présentent réunies par leur faute ou malgré eux, soit des gens qui, fils de graveleux, mangent trop ou trop bien, soit de gros mangeurs qui font peu ou point d'exercice. Enfin, il est bien certain que si les émotions violentes donnent des graviers à des personnes qui étaient jusque-là d'une bonne santé, les graveleux n'y seront pas moins sensibles et nombre d'entre eux, après un ennui ou une contrariété, souffrent des reins, comme j'ai occasion de le constater fréquemment.

Une dernière cause accessoire de la production de l'acide urique, mais qui, celle-là, agit plus sur les goutteux que sur les graveleux, n'est autre que l'insuffisance des fonctions cutanées, et cela se comprend facilement en se rappelant que l'acide urique est en partie éliminée par la peau. De là l'utilité des frictions chez ces malades, utilité si grande, que Sydenham disait que tout homme qui aurait le moyen de s'attacher un esclave chargé de le frictionner tous les jours serait pour toujours affranchi de la goutte. Or ce qui est vrai pour la goutte l'est également pour la gravelle urique.

Nous devons encore noter parmi les causes qui peuvent produire la gravelle, le *traumatisme* des reins et surtout les chutes ou les coups sur la région rénale. Citées par Wilson, les observations qu'il a données n'ont pas semblé assez probantes aux auteurs de travaux sur la gravelle, pour admettre cette cause. Sans conteste néanmoins le fait suivant semble être un exemple de gravelle par traumatisme.

Le jeune L..., enfant de treize ans, m'est adressé par le docteur Monory, chirurgien de l'Hôtel-Dieu de Saint-Quentin, avec les renseignements suivants : en mai 1875, cet enfant a eu une colique néphrétique; il est depuis neuf ans sujet à des douleurs rénales se propageant par les uretères jusqu'à la vessie, et rend des urines chargées d'acide urique. — Pas d'antécédents héréditaires. — D'où provenait donc cette gravelle acquise chez un enfant de treize ans? J'appris, en interrogeant avec soin mon jeune malade, qu'il avait fait d'un premier étage une chute sur le dos neuf ans auparavant, et je n'hésitai pas à faire remonter à cette chute l'origine de la gravelle. L'urine, examinée à l'arrivée, ne contenait ni albumine ni glycose; la densité, la réaction étaient normales; seul le microscope laissait voir, avec quelques cristaux d'acide urique, de rares cellules épithéliales. L'enfant supporta fort bien son traitement, les maux de reins s'apaisèrent et j'espère qu'avec de la persévérance nous arriverons chez lui à une guérison durable.

GRAVELLE OXALIQUE.

Caractères physiques et chimiques de l'oxalate de chaux. — Ce sel est blanc et transparent, lorsqu'il est pur; il forme des graviers composés de lames transparentes accolées les unes aux autres, tranchantes par leurs bords, qui déterminent par l'érosion des parties avec lesquelles elles sont en contact des effusions de sang dont le pigment leur communique une teinte brune ou noirâtre; ils prennent alors cet aspect mamelonné qui leur a valu leur nom de *calculs mûraux*, parce qu'ils ressemblent plus ou moins au fruit du mûrier. La figure 2 représente un gravier expulsé à Contrexéville dans lequel se voit cette transformation.

Fig. 2. Gravier d'oxalate de chaux.

Au microscope, l'oxalate de chaux laisse voir des cristaux

faciles à reconnaître, en forme d'enveloppe de lettre (fig. 3); parfois il prend une forme décrite par G. Bird sous le nom de *cristaux en sablier;* elle est très-rare.

Pour savoir si un gravier est composé d'oxalate de chaux, voici la manière de procéder ; il faut : 1° calciner le gravier sur une lame de platine; 2° traiter le résidu par l'acide

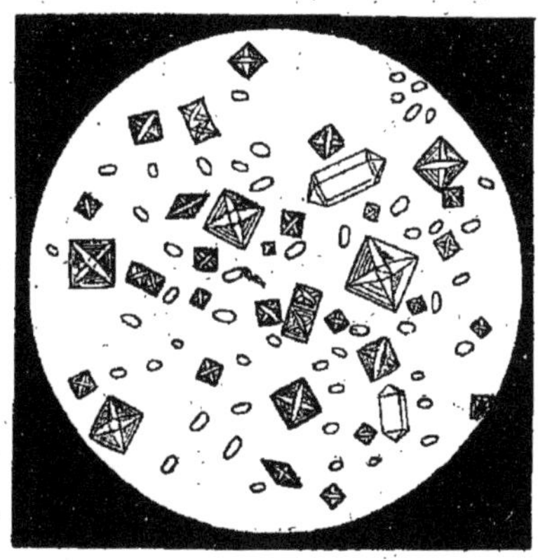

Fig. 3. Cristaux d'oxalate de chaux (F. Rabuteau).

chlorhydrique au dixième; 3° neutraliser exactement la liqueur par l'ammoniaque; 4° traiter par l'oxalate d'ammoniaque qui détermine alors un précipité blanc. Si ce résidu est de la chaux, il sera insoluble dans un excès d'acide acétique et soluble dans l'acide chlorhydrique.

« La production trop grande d'oxalate de chaux dans l'économie est un des problèmes les plus difficiles que puisse aborder le médecin », dit M. le professeur Bouchardat, et cependant, sans être à beaucoup près aussi fréquente que la gravelle urique, la gravelle oxalique se rencontre encore assez souvent. Nous n'en avons, il est vrai, en huit ans, rencontré que 47 cas à Contrexéville, à savoir :

40 cas chez des hommes et 7 chez des femmes. Mais si cette rareté relative n'est pas en proportion avec celle du nombre de malades atteints d'oxalurie, cela tient à ce que ces graviers sont souvent l'apanage du jeune âge et que, plus fréquents dans les campagnes que dans les villes, ils se rencontrent chez des malades qui ne fréquentent pas les eaux minérales. Enfin, s'il était nécessaire d'insister sur l'importance que peut avoir la présence de graviers d'oxalate de chaux dans l'économie, nous dirions que le musée du Collége des chirurgiens, de Londres, qui possède 649 calculs, en compte 13 composés d'oxalate de chaux pur, 62 dont le noyau est formé par de l'oxalate de chaux et 90 qui en contiennent des couches; que M. Bouchardat en a rencontré 143 sur 1 000 calculs analysés; M. Leroy d'Etioles, 33 sur 252; M. Prout, 113 sur 823, et, comme nous le verrons, sur 100 noyaux de calculs, Bigelow en a trouvé 43 formés d'oxalate de chaux pur ou mélangé à des urates et à des phosphates.

De nombreuses théories ont été émises pour expliquer la formation de l'oxalate de chaux dans l'organisme.

Prout, auteur anglais, considère l'oxalate de chaux qui se produit dans l'économie comme résultant d'un défaut d'assimilation de l'acide oxalique pris dans les aliments et d'une assimilation incomplète des éléments sucrés et peut-être des aliments albumineux et oléagineux.

Le chimiste allemand Lehmann a émis une autre théorie; il admet que l'oxalate de chaux peut provenir des aliments de nature végétale, qui contiennent de l'acide oxalique, et que le même résultat est produit par les bières riches en acide carbonique, par les carbonates doubles et par les alcalis combinés aux acides organiques. Indépendamment de l'oxalate provenant des ingesta, Lehmann reconnaît qu'il s'en forme de toutes pièces dans certains états pathologiques, et il attribue sa formation à un trouble des fonctions respiratoires, l'acide carbonique arrivant dans ce cas en excès dans le sang en empêcherait l'oxydation complète.

Nous ne nous arrêterons pas à la théorie de Schmidt, qui recherche l'origine de l'oxalate de chaux dans la membrane muqueuse de l'appareil urinaire et nous arriverons à celle d'un autre auteur allemand, Beneke (1), qui pense que l'acide oxalique est le résultat d'un arrêt dans les transformations successives qu'éprouvent à l'état physiologique les matières azotées.

Pour cet auteur, l'acide oxalique serait donc un produit existant temporairement dans l'urine à l'état physiologique et s'oxydant pour se changer en acide carbonique. Lorsqu'une cause quelconque s'oppose à cette oxydation, l'acide oxalique apparaît dans les urines. L'ingestion exagérée d'aliments

(1) Beneke, *Zur Entwicklunggeschichte der oxalurie* (Gœttingen, 1852).

azotés, le défaut d'exercice à l'air libre, l'état catarrhal de la muqueuse de l'estomac, sont les causes invoquées par cet auteur, qui ajoute : Enfin le système nerveux n'est point étranger à la production de l'oxalurie; toutes les causes qui le dépriment, telles que le chagrin, par exemple, amènent un retard dans la métamorphose et peuvent par conséquent causer la production d'acide oxalique, et, comme preuve, l'auteur cite l'exemple de quatre de ses malades dont il observait tous les jours les urines et chez lesquels il remarquait que l'acide oxalique augmentait sous l'influence de la tristesse et diminuait sous l'influence de la gaieté.

Comme on le voit, ces causes sont sensiblement les mêmes que celles que nous avons énumérées comme produisant la gravelle urique. Il est donc nécessaire de dire pourquoi il y a formation d'acide oxalique. Suivant M. Beneke, cela dépendrait de l'époque à laquelle la transformation des matériaux azotés du sang en urée s'est arrêtée, et il y aurait à la fois élimination d'urée, d'acide urique et d'acide oxalique. Suivant lui, l'acide urique provenant des matériaux azotés du sang se divise en deux parties, l'une se change en urée et acide oxalique; l'autre est éliminée sous forme d'acide urique. A l'état physiologique, l'acide oxalique serait transformé en acide carbonique; mais que, par une des causes précitées, l'oxydation soit entravée et il y a éliminations d'acide oxalique. C'est donc, suivant cet auteur, une simple question de *moment dans l'arrêt de transformation.*

Pour Maclagan, auteur anglais, c'est le système nerveux qui intervient dans la genèse de l'oxalate de chaux, surtout lorsqu'il entrave la fonction respiratoire.

M. Owen Rees pense que l'oxalate de chaux n'existe point primitivement dans l'urine, *mais qu'il s'y forme d'une manière secondaire, en vertu d'une simple transposition moléculaire qui s'opère entre les éléments constitutifs de l'acide urique et des urates.*

Enfin M. le professeur Vulpian, aujourd'hui doyen de la Faculté de Paris, ayant rencontré en 1838, dans la vessie d'une grenouille à laquelle il avait pratiqué la section de la moelle épinière, une matière blanche composée de matière organique de vibrions, de moisissure et d'une forte proportion d'oxalate de chaux cristallisé, a émis, sous une forme dubitative, il est vrai, la proposition que chez l'homme la formation de l'oxalate de chaux pourrait, peut-être, être attribuée à la présence de l'épithélium, jouant le rôle de moisissures, et amenant secondairement la formation d'oxalate calcaire.

Nous ne rapportons cette hypothèse que pour mémoire, sans donner tous les détails de l'expérience à laquelle s'est livré le professeur, et nous nous hâtons, après une énumération peut-être un peu longue, mais que nous avons néanmoins aussi résumée qu'il nous a été possible, des principales théories émises par les auteurs qui se sont occupés de cette question, nous nous hâtons, dis-je, d'arriver à citer le travail de M. le docteur Gallois (1), le meilleur et le plus complet qui ait été publié sur ce sujet.

Après avoir réfuté l'idée émise par Owen Rees, que l'oxalate de chaux n'apparaît dans l'urine qu'après son émission, en chauffant le liquide soumis à l'examen, et après avoir non moins victorieusement combattu l'hypothèse d'une diathèse oxalique distincte de la gravelle urique, cet auteur nous amène aux conclusions suivantes :

1° L'oxalate de chaux est un corps qu'on peut rencontrer passagèrement dans l'urine de l'homme sain, où il apparaît en proportion plus ou moins considérable sous l'influence de certains aliments et de certains médicaments ;

2° L'acide urique accompagne très-fréquemment l'oxalate de chaux dans les sédiments urinaires, aussi bien dans la gravelle que dans les calculs ;

3° L'acide oxalique semble dériver de l'acide urique et paraît résulter d'une combustion plus avancée de ce dernier ;

4° Les eaux minérales alcalines constituent, dit M. Gallois, le moyen le plus efficace de combattre la gravelle oxalique.

Le premier point n'a plus besoin d'être démontré,

(1) *De l'oxalate de chaux.* J.-B. Baillère, 1859.

et maintes fois, j'ai pu, ainsi que ceux de mes confrères qui ont fait l'expérience, constater dans mes urines des cristaux octaédriques d'oxalate de chaux après l'ingestion d'une quantité modérée d'oseille. Quant aux corps qui contiennent de l'acide oxalique, ce sont les suivants : parmi les aliments, l'oseille, la tomate, le cresson d'eau, les haricots verts, les oranges, la pulpe des pommes et des poires, les fruits encore verts, le céleri et les vrilles de la vigne; parmi les médicaments, la rhubarbe et le gingembre, qui, en Angleterre, sont aussi usités comme aliment, l'ache, la bistorte, le curcuma, le fenouil, la gentiane rouge, l'orcanette, la patience, la valériane et la saponaire. Enfin, certaines boissons peuvent aussi amener l'oxalurie ; ce sont les bières riches en acide carbonique, le cidre et certains vins mousseux.

La coexistence de l'acide urique et de l'oxalate de chaux dans les urines n'a pas davantage besoin d'être prouvée ; j'ai, pour ma part, rencontré des cristaux caractéristiques de ce dernier sel dans plus du tiers des analyses microscopiques que j'ai faites chez des malades atteints de gravelle urique.

La troisième de nos conclusions semble plus difficile à prouver ; néanmoins, on connaît l'expérience de Wohler, qui, en injectant dans les veines des chiens de l'acide urique sous forme d'urate d'ammoniaque, a vu apparaître dans leurs urines de l'oxalate de chaux, et ce résultat permet de supposer qu'il en sera de même chez l'homme, et que, lorsque l'acide urique sera en excès dans l'économie, il pourra se former de l'acide oxalique.

Enfin, certains états morbides peuvent aussi donner lieu à l'oxalurie ; la diminution des fonctions respiratoires et les pertes séminales sont ceux qui ont été surtout notés par les observateurs.

Pour le traitement de la gravelle oxalique, les exemples que nous observons tous les jours à Contrexéville confirment absolument la manière de voir de M. Gallois, quand il dit que les eaux alcalines sont le meilleur moyen de combattre cette affection ; notre opinion est, du reste, corroborée par celle de l'auteur déjà si souvent cité dans ce travail, le professeur Bouchardat, qui, dans son mémoire de 1867, dit : « J'ai toujours, dans le traitement de l'oxalurie, *préféré les eaux alcalines calcaires aux eaux alcalines sodiques*. Je possède plusieurs observations témoignant de l'incontestable utilité des eaux de Contrexéville. »

Nous avons à citer ici, mais pour mémoire seulement, les *graviers de xanthine;* ce corps, découvert par Marcet, dans une concrétion rénale trouvée *post mortem*, se rapproche de l'acide urique. La couleur des calculs qu'il forme est d'un jaune brun ; leur surface est lisse, leur structure finement granuleuse, leur dureté considérable. On n'en a observé qu'un très-petit nombre de cas, et il ne nous a pas été donné d'en rencontrer à Contrexéville.

Quant à la *gravelle de cystine*, nous n'en avons observé que deux cas. Ses caractères chimiques permettent de la reconnaître facilement (1). Dans les deux observations que nous avons recueillies, l'issue des graviers de cystine, tous d'un jaune pâle et terne, et de forme irrégulière, avait été précédée de coliques néphrétiques, chez l'un des deux malades, dont le père était atteint de gravelle rouge; il y avait en même temps expulsion de fins cristaux d'acide urique.

Le docteur Toel, de Brême, trouva des graviers de cystine dans une même famille, chez la mère et les deux filles, âgées, l'une de trente ans et l'autre de vingt-huit ans.

De quelle manière se forme, dans l'économie, ce corps si riche en soufre, que celui-ci entre pour 26.67 pour 100 dans sa composition? c'est ce que dans l'état actuel de la science, il est absolument impossible de dire.

GRAVELLES PHOSPHATIQUES.

Caractères physiques et chimiques. La gravelle phosphatique comprend les graviers de phosphate

(1) Le moyen le plus simple, pour un praticien qui rencontrerait un gravier de cystine, de reconnaître la nature de celui-ci est de l'approcher de la flamme d'une bougie; il brûlera avec une odeur alliacée telle, qu'elle devient rapidement intolérable. Nous avons répété cette expérience devant de nombreux confrères, et une fois entre autres dans le service du docteur Guyon, à l'hôpital Necker; elle nous a toujours suffi à démontrer l'existence de la cystine.

de chaux, de magnésie et de phosphate ammoniaco-magnésien. Ce dernier sel se rencontre de beaucoup le plus fréquemment dans les urines, avec lesquelles il forme une boue grisâtre plus ou moins visqueuse, qui, portée sous le champ du microscope, laisse des prismes triangulaires faciles à reconnaître (fig. 4).

Les graviers de phosphate de chaux, comme les graviers de phosphate ammoniaco-magnésien, sont

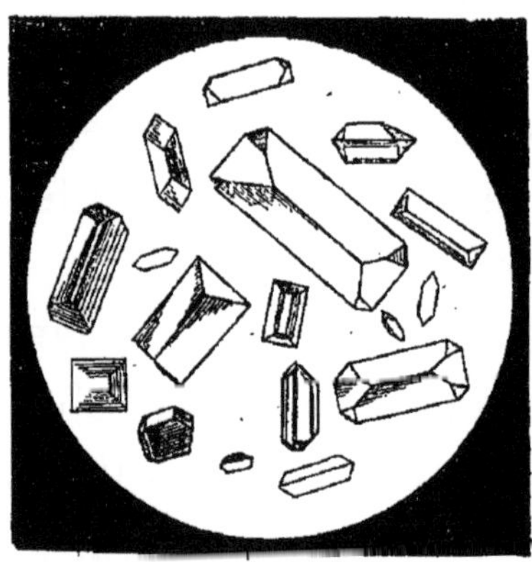

Fig. 4. Cristaux de phosphate ammoniaco-magnésien (Dr Rabuteau).

très-solubles dans les acides faibles, l'acide acétique par exemple. Mais on les distingue les uns des autres, en ce que les seconds, grisâtres, peu consistants, sont solubles dans la potasse avec dégagement d'ammoniaque. Les premiers, plus blancs, plus consistants, traités par la potasse, ne dégagent pas d'ammoniaque; de plus, ils sont infusibles, tandis que les graviers de phosphate ammoniaco-magnésien sont fusibles au chalumeau, d'où le nom qui leur a été donné de *calculs fusibles*.

La gravelle phosphatique est *primitive* ou *secondaire* (gravelle catarrhale des auteurs).

Souvent décrite, celle-ci est admise par tous les praticiens, tandis que l'existence de la gravelle phosphatique primitive est niée ou du moins mise en doute, surtout en France, par la plupart des chirurgiens qui s'occupent des maladies des voies urinaires. Seul, pensons-nous, M. Mialhe en a affirmé l'existence à l'Académie de médecine dans la séance du 13 avril 1875 (1).

Nous pensons que si, dans la gravelle urique, on peut dire qu'il y a excès de recettes sur les dépenses, on peut, avec non moins de raison, dire que dans la gravelle phosphatique primitive il y a *excès de dépenses sur les recettes.*

Avant d'entreprendre d'expliquer cette théorie que nous émettons le premier, il importe de passer rapidement en revue l'opinion des principaux auteurs qui ont traité la question de la gravelle phosphatique.

M. le professeur Bouchardat, dans son mémoire déjà cité, nous dit : « Les dépôts d'urine qui contiennent du phosphate de chaux, du phosphate ammoniaco-magnésien, du carbonate de chaux, ne dérivent point d'une élimination spéciale ou d'une

(1) Nous devons dire néanmoins que M. R. Leroy d'Etiolles parle, dans son *Traité de la Gravelle,* d'une gravelle phosphatique, formée dans le rein et dépendant d'un excès de sécrétion de chaux et de magnésie.

élimination accrue d'un résidu normal, mais de la décomposition spontanée de l'urine avant son émission. Ce liquide contient des phosphates de chaux, de potasse, de magnésie et de soude qui constituent les parties inorganiques des muscles, des os, des graines de céréales; ces résidus ont donc une double origine normale, les matériaux du corps et les aliments et boissons dont l'homme use chaque jour. Mais, ajoute l'auteur, *la véritable maladie est dans les voies urinaires et surtout dans la vessie.* »

M. le docteur Desnos, dans l'article GRAVELLE du *Nouveau Dictionnaire de médecine et de chirurgie pratiques*, résume ainsi l'état des connaissances médicales sur la genèse des gravelles phosphatiques : « Lorsque, par une cause quelconque, un département ou la totalité de la muqueuse des voies urinaires vient à s'enflammer, il se fait une sécrétion de mucus, ou plutôt de muco-pus, altéré dans sa quantité et surtout dans sa qualité. Par le fait de cette altération, le mucus agit comme ferment sur les divers principes de l'urine, et en particulier sur l'urée, qu'il redouble en carbonate d'ammoniaque et en eau. En présence de l'ammoniaque, le phosphate soluble de magnésie passe à l'état de phosphate ammoniaco-magnésien (triple phosphate), qui se sépare à cause de son insolubilité dans les liqueurs alcalines. Le phosphate de chaux, qui ne reste dissous dans l'urine qu'en raison de son acidité, se précipite également aussitôt que l'urine devient alcaline par la formation d'ammoniaque. *Toute la pathogénie de la gravelle phosphatique se réduit donc, pour nous*, dit M. Desnos, *à la présence d'une inflammation siégeant en un point quelconque de la muqueuse des voies urinaires* et modifiant les sécrétions de cette membrane. »

Cette manière de voir, ajoute l'auteur de l'article, est généralement acceptée, nous devons dire pourtant que pour Bence Jones la formation du sédiment aurait, dans certaines circonstances, *pour cause immédiate* une augmentation de la proportion des phosphates contenus dans l'urine; c'est cet excès qu'il appelle la vraie *diathèse phosphatique*, c'est-à-dire celle qui s'accompagne d'un excès d'excrétion des phosphates alcalins et terreux de l'urine. L'auteur anglais reste assez isolé dans son opinion, dit toujours M. Desnos, et ne fournit pas la preuve des rapports directs qui existeraient entre les calculs phosphatiques et cette diathèse.

Rosenstein, dans son *Traité des maladies des reins* (1), parle aussi d'une diathèse phosphatique en vertu de laquelle, par suite d'une excitation anomale du système nerveux, les phosphates *en excès dans l'intérieur du corps* s'accumuleraient dans les canalicules urinifères et dans les bassinets; mais cet auteur, après avoir hasardé cette suppo-

(1) Rosenstein, *Traité des maladies des reins*. Traduction française de Bottentuit et Labadie Lagrave. Paris, Ad. Delahaye, 1874.

sition, ajoute qu'elle manque de fondement et que le catarrhe local est dans tous les cas la seule cause déterminante.

M. Bouchardat, lui aussi, admet l'existence possible d'une diathèse phosphatique, qu'il appelle *phosphyostase;* mais il conclut, comme nous l'avons vu, que la véritable maladie est dans l'inflammation des voies urinaires.

Nous ne parlerons que pour mémoire du *catarrhe lithogène* de Meckel et des travaux de Scherer, chimiste allemand, qui, attaquant les gravelles diathésiques, les fait dériver d'une fermentation acide ou d'une fermentation alcaline ; la première amenant la précipitation de l'acide urique, dérivant de la formation d'acide lactique (mais dans le choléra on trouve de l'acide lactique en excès et pas d'acide urique, ce qui contredit l'opinion émise par cet auteur), et une fermentation alcaline faisant précipiter les phosphates.

M. R. Leroy d'Etiolles, au chapitre : Gravelle de phosphate de chaux de son traité nous dit : « La gravelle phosphatique proprement dite, formée dans le rein et dépendant d'un excès de sécrétion de chaux et de magnésie, est rare. Je ne connais qu'un petit nombre d'exemples de malades affectés de ce genre de gravelle; ceux-là sont plutôt d'une constitution délicate et disposés à l'*anémie*. Nous noterons en passant cette assertion d'un auteur qui, par ses travaux et ceux de son père, possède une s'accroître par l'adjonction d'éléments de même nature.

Dans la gravelle urique, par exemple, le sable, au lieu d'être entraîné par les urines, se dépose à la surface du gravier, à laquelle il adhère d'abord peu intimement, pour prendre ensuite une consistance plus ou moins considérable.

On recueille très-fréquemment à Contrexéville des graviers uriques expulsés par les malades, dont les couches les plus superficielles, et quelquefois la concrétion entière, s'écrasent sous le doigt et se désagrégent avec la plus grande facilité, tandis que certains calculs, également composés d'acide urique seul, ont la dureté et la densité du marbre. Ces deux variétés extrêmes, avec leurs nuances intermédiaires, pourront se rencontrer sur le même calcul et y donner lieu à des couches de consistance et de couleur variables, qui pourraient, de prime abord, faire croire à une structure hétérogène, alors que l'acide urique seul compose toute la concrétion.

Plus un calcul est dur, plus il met de temps à se développer.

Cette proposition, qui est vraie pour les pierres d'acide urique, l'est également pour celles que forme l'oxalate de chaux. Quant aux pierres phosphatiques, généralement moins consistantes, elles présentent aussi quelquefois une dureté et une densité considérables. Lorsque le calcul est *unique*, il affecte en général une forme ronde, ou plutôt ovoïde, régulière, et présente une surface plus ou moins lisse. La forme de la vessie, ses contractions, les mouvements du corps font comprendre que les couches successives se répartissent également sur tous les points de la superficie du calcul.

Les calculs d'oxalate de chaux (calculs mûraux) font exception à cette règle, ainsi que les pierres qui adhèrent à la vessie.

Les cristaux d'oxalate de chaux, formés dans le rein par une des causes que nous avons énumérées plus haut, se réunissent d'abord pour former des lames transparentes à bords aigus et tranchants se réunissant par leurs faces. Ainsi constitués, ces graviers déterminent des hémorrhagies qui leur communiquent la couleur noire; les arêtes s'émoussent et ils prennent alors cet aspect mamelonné qui leur a valu le nom de *calculs mûraux*.

Une figure représentant un gravier expulsé en 1873 par un malade à Contrexéville, fera comprendre comment se fait cette transformation.

Une partie de la concrétion a encore la structure lamelleuse, tandis que l'autre revêt déjà l'aspect du calcul mûral.

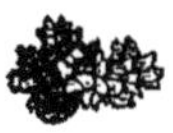

Fig. 14. Gravier d'oxalate de chaux, variété rare.

Nous avons vu, en 1871, à Contrexéville, un jeune ecclésiastique qui nous a montré un des plus remarquables calculs mûraux connus, et dont j'ai le regret de n'avoir pu prendre le dessin. Cette pierre, dont le malade qui la portait avait été débarrassé par la taille à l'âge de vingt-cinq ans, présentait une série d'aspérités aiguës; sa coupe figurait une étoile à sept branches; son diamètre atteignait 7 ou 8 centimètres, et son poids était assez considérable pour que, lorsqu'on plaçait le calcul sur le dos de la main, la douleur déterminée par les pointes qu'il présentait, de quelque côté qu'on le tournât, était telle, qu'on ne pouvait le conserver longtemps.

De nombreux malades, et nos confrères Le Cler et Aymé, qui exerçaient à cette époque avec moi à Contrexéville, ont constaté par expérience ce fait singulier.

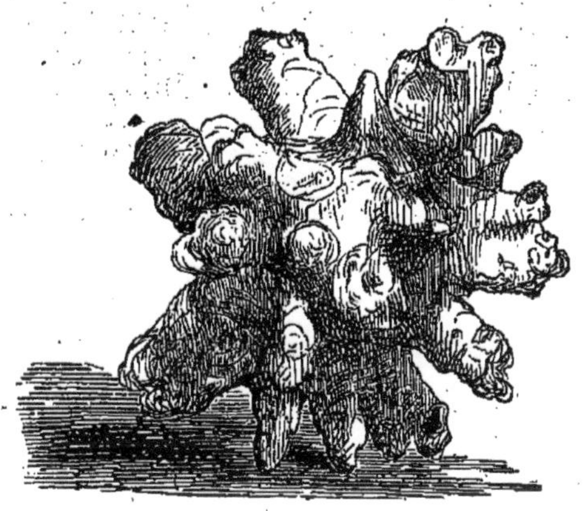

Fig. 15. Calcul d'oxalate de chaux (R. Leroy d'Etiolles).

Voici, du reste, un calcul tiré de la collection de M. Leroy d'Étiolles, qui, quoique moins gros d'un tiers, donne une idée assez exacte de celui que je viens de décrire. Néanmoins, dans cette figure, les saillies sont moins symétriques et moins régulièrement aiguës que dans la pierre apportée à Contrexéville.

Heureusement pour les malades affectés d'oxalurie, cette forme de pierre est exceptionnelle, et le plus souvent, quoique présentant un aspect mamelonné, les calculs d'oxalate de chaux se rapprochent de la forme sphérique, comme le montre la figure suivante :

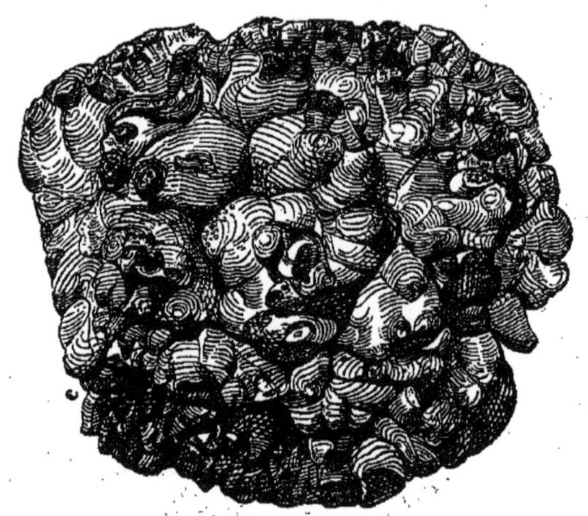

Fig. 16. Calcul d'oxalate de chaux (R. Leroy d'Etiolles).

Lorsque, au contraire, les calculs sont multiples, quelle qu'en soit la structure, leur forme varie avec le nombre. Lorsque le volume ne leur permet de se mouvoir que peu ou point dans la vessie, leurs surfaces de contact sont planes et leurs surfaces libres convexes.

L'exemple suivant, emprunté à la collection du docteur Mallez, montre deux graviers phosphatiques extraits par la taille de la vessie d'un malade qui les portait depuis de longues années.

Ainsi, un gravier descendu du rein dans la vessie, pourra donner naissance à une pierre plus ou moins régulière, plus ou moins consistante, plus ou moins volumineuse.

Les pierres les plus grosses sont en général celles formées de phosphates. Nous aurons occasion de nous en occuper au chapitre suivant.

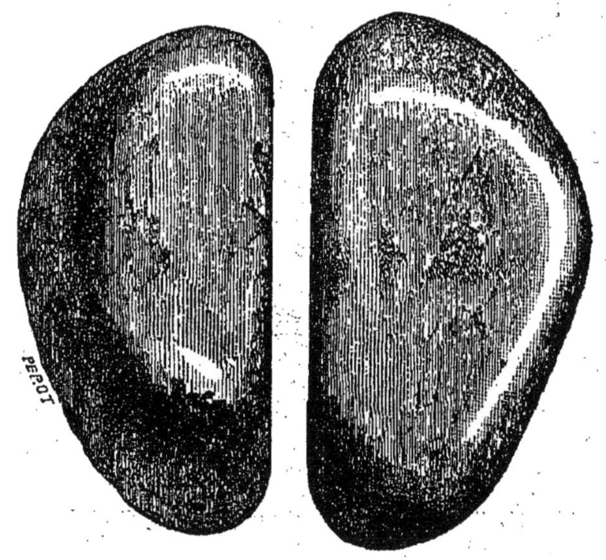

Fig. 17. Calculs jumeaux de phosphate de chaux (Dr Mallez).

Viennent ensuite celles qui sont composées d'acide urique et d'urates, et, enfin, celles qui sont composées d'oxalate de chaux. Celles-ci sont le plus longtemps à se développer, tandis que les calculs formés par des phosphates acquièrent un certain volume en un temps relativement court. Les calculs d'acide urique tiennent le milieu entre ces deux extrêmes ; néanmoins, on a observé des calculs exclusivement composés d'acide urique et arrivant à des dimensions énormes. Il n'est personne des habitués de Contrexéville qui ne se rappelle avoir vu montrer avec un certain orgueil, par un malade, la moitié d'un calcul de ce genre, que lui avait retiré, en 1868, M. le docteur Mallez, par une taille prérectale.

Les dimensions de ce calcul urique sont assez exceptionnelles pour que nous reproduisions ici (fig. 18) le dessin de la moitié qui est restée entre les mains de l'heureux opérateur.

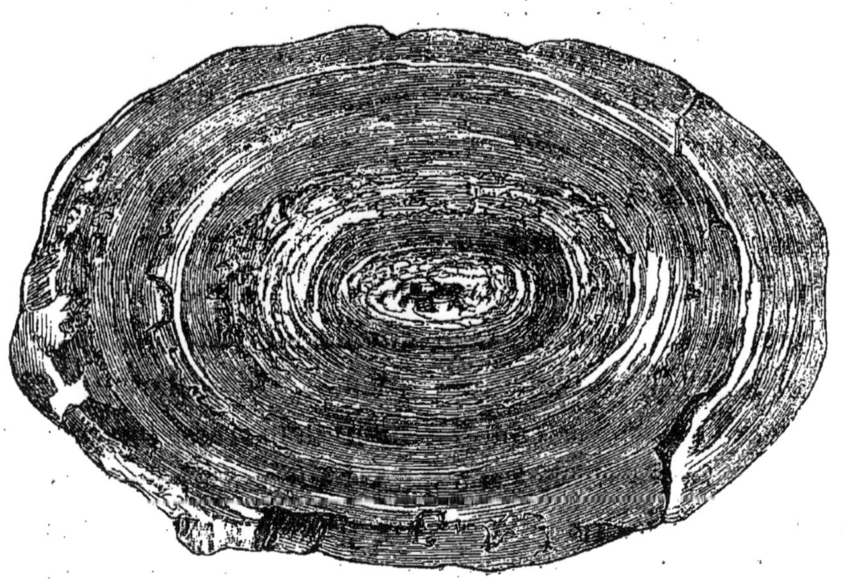

Fig. 18. Calcul volumineux d'acide urique.

L'examen de la coupe de cette pierre pourrait faire penser à une superposition de substances différentes, alors que l'acide urique la constitue seul.

Nous venons de voir comment un gravier venu du rein peut donner naissance à un calcul par addition d'éléments de même nature. Avant d'aborder l'étude de la seconde variété de pierre, nous devons dire un mot de ce qui arrive lorsque plusieurs graviers séjournent en même temps dans la vessie.

Quand il se forme dans les reins, comme nous l'observons journellement pour l'acide urique, un grand nombre de petits graviers arrondis, s'ils ne sont pas expulsés par la vessie, ils continuent à grossir, et, du volume de plomb de chasse de différents calibres que présente ordinairement ce genre de concrétions, elles atteignent des dimensions qui varient de celle d'un pois à celle d'une noisette; leur nombre est en général considérable; nous pouvons, entre autres, évaluer à plus de cent celles que contenait la vessie d'un malade du docteur Bron, venu à Contrexéville en 1875, et qui, malgré de nombreuses séances de lithotritie, n'était pas encore complétement débarrassé lorsque notre confrère de Lyon nous l'adressa, dans l'espoir que les quelques petits graviers et fragments qui restaient sortiraient spontanément sous l'influence de l'ingestion de l'eau minérale, et pour ne pas irriter, en prolongeant indéfiniment les opérations, une vessie déjà fatiguée. Malheureusement, le volume très-considérable de la prostate de ce vieillard, dont la vessie peu contractile nécessitait, pour se vider, l'emploi de la sonde, ne permit pas d'obtenir le résultat désiré, et notre confrère dut avoir recours de nouveau au lithotriteur.

En général, les calculs nombreux et de petit volume sont assez régulièrement sphériques ; les mouvements que leur communiquent les déplacements du corps et les contractions de la vessie expliquent facilement ce phénomène. Il n'y a ordinairement que les calculs de gros volume, et dont la mobilité est moindre, qui présentent des faces de contact planes, alors que le reste de leur surface se rapproche de la forme sphérique.

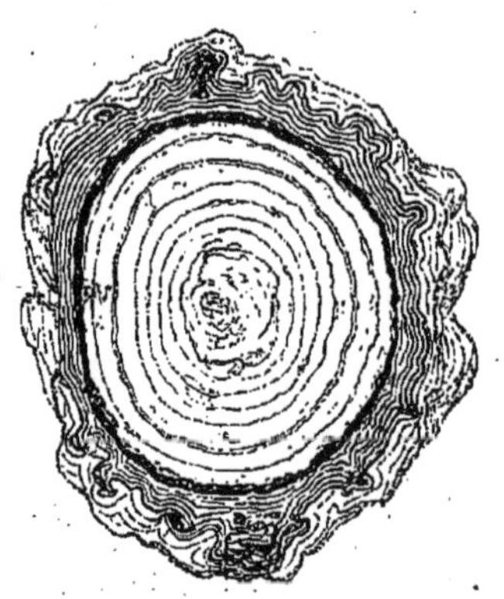

Fig. 19. Calcul à noyau d'acide urique recouvert d'oxalate de chaux (R. Leroy d'Etiolles).

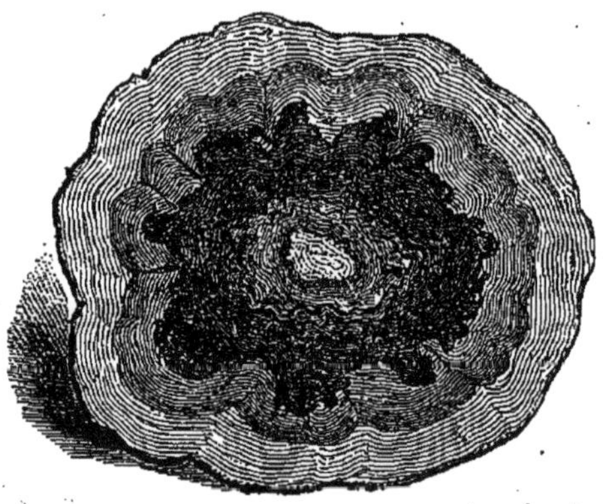

Fig. 20. Calcul d'oxalate de chaux recouvert d'acide urique (R. Leroy d'Etiolles).

Un gravier descendu du rein peut donner naissance à une pierre, en servant de noyau à des couches de nature différente.

Le plus souvent ce sont des phosphates alcalins qui s'agglomèrent autour d'un noyau urique ou oxalique ; mais on rencontre aussi des calculs à noyau d'acide urique recouvert d'oxalate de chaux (fig. 19), ou à noyau d'oxalate de chaux recouvert d'acide urique et d'urates (fig. 20).

Les deux dessins qui représentent ces deux variétés montrent en même temps que l'oxalate de chaux affecte toujours une forme mamelonnée, tandis que l'acide urique se dépose en couches régulières qui ont, dans le second exemple, en partie comblé les saillies du calcul oxalique.

Nous avons dit qu'un gravier descendu du rein dans la vessie pouvait donner lieu à une pierre en servant de noyau à des phosphates. Nous avons vu plus haut que les phosphates terreux que contient l'urine se déposent lorsque celle-ci devient alcaline, ce qui arrivera :

a. Lorsqu'après une inflammation catarrhale de la vessie, l'urine est, par suite de fermentation ammoniacale, devenue alcaline ;

b. Lorsque cette alcalinité de l'urine a été obtenue par l'ingestion de boissons alcalines (bicarbonate de soude, de potasse ; carbonate de lithine, eau de Vichy, de Vals, de Carlsbad).

Le gravier qui sert de noyau serait, d'après nos observations, plus fréquemment composé d'acide urique et d'urates, puisque, comme nous l'avons vu, nous avons observé 1028 cas de gravelle urique et 47 seulement de gravelle oxalique ; quant à la gravelle *rénale* de phosphate de chaux, nous n'en avons observé que 10 cas. Le noyau d'un calcul n'est pas toujours formé par un élément unique : l'acide urique et l'oxalate de chaux sont quelquefois mélangés d'urates et de phosphates.

Sur 100 noyaux de calculs, Bigelow a trouvé comme composition :

Acide urique, urates	33
Oxalate de chaux pur	16
Oxalate mélangé à des urates et phosphates	27
Phosphates, carbonates	11
Corps étrangers	13
	100

Cette statistique montre que l'acide urique y tient le premier rang parmi les noyaux de calculs. D'après les auteurs français, il serait en proportion plus considérable, et l'oxalate de chaux en proportion moindre.

M. le professeur Bouchardat a résumé ainsi la composition des calculs déduite de 1 000 analyses :

Oxalate de chaux	142
Acide urique pur ou mêlé d'urates, de phosphates ou d'oxalates	372
Calculs phosphatiques	253
Calculs à couches alternatives	233
	1,000

On peut, par ce tableau, juger de la fréquence relative à chacun des éléments qui constituent la pierre dans la vessie.

Quelle que soit la nature du gravier arrivé dans la vessie, il pourra donc servir de noyau à un calcul lorsque l'irritation qu'il y détermine amènera une inflammation chronique de la vessie avec ses conséquences, et, à plus forte raison, lorsque cette inflammation préexistera, comme chez les malades qui vident incomplétement leur vessie, soit qu'elle ait perdu de sa force contractile, soit que la prostate hypertrophiée ou des rétrécissements de l'urèthre mettent obstacle depuis longtemps à l'émission de l'urine.

C'est pourquoi les vieillards sont beaucoup plus exposés à cette sorte de calcul que les graveleux adultes, dont ordinairement la vessie expulsera les graviers venus des reins.

Le dépôt de phosphates dans la vessie n'aura lieu, nous le savons déjà, que si l'urine est alcaline.

Nous ne reviendrons pas sur une explication que nous avons déjà donnée lors de l'étude de la gravelle phosphatique secondaire. (Voir p. 46.)

Nous devons maintenant aborder l'étude des *calculs développés autour d'un gravier venu du rein dans la vessie sous l'influence de l'usage et surtout de l'abus des alcalins.*

Cette étude n'est pas sans présenter pour nous une certaine difficulté, et quand, nous appuyant sur des faits nombreux, nous dirons à un malade qui a dans la vessie un petit gravier : Il est au moins imprudent de faire usage d'eau de Vichy, de Vals, de Carlsbad, qui peuvent amener la formation d'une pierre, au contraire, l'eau de Contrexéville, si elle n'en détermine pas l'expulsion, révélera du moins la présence du gravier, on pourra nous dire avec Molière : « Vous êtes orfèvre, monsieur Josse. » Aussi devons-nous citer l'opinion d'auteurs non suspects de partialité avant d'aborder les faits qui nous sont personnels.

En première ligne, vient M. le professeur Bouchardat qui, dans son mémoire déjà cité, dit :

« Les phosphates terreux se déposent dans les urines alcalines, quelle que soit la cause de cette alcalinité. L'usage et surtout l'abus des alcalins, bicarbonate de soude, de potasse, de sels de potasse ou de soude, dont l'acide est organique des eaux alcalines (exemple : de Vichy, de Vals, de Carlsbad), favorisent le dépôt des phosphates dans la vessie.

« Le traitement de la gravelle par les alcalins doit être surveillé ; la réaction des urines doit être souvent interrogée, pour ne pas substituer une gravelle phosphatique à une gravelle urique, nous dit le docteur Jaccoud (*Pathologie int.*, t. II, p. 536).

« Un calcul a presque toujours son origine dans un grain d'acide urique. Une fois descendu dans la vessie, ce sédiment étranger devient comme un centre d'attraction pour les éléments solides qui se trouvent dissous dans l'urine ; la partie la moins soluble de ces éléments se précipite peu à peu à la surface et grossit successivement son volume par la superposition de couches nouvelles. » (Louis Figuier, *Thèse de concours pour l'agrégation en médecine.*)

Marcet, Prout, Brodie ont écrit que si un alcalin est mêlé à de l'urine récente, il apparaît un sédiment composé de phosphate de chaux et de phosphate ammoniaco-magnésien.

Civiale et Leroy d'Etiolles père ont appliqué cette théorie à l'emploi de l'eau de Vichy. Enfin, M. Leroy d'Etiolles fils, dans son *Traité pratique de la gravelle* (p. 536), après avoir parlé de quatre malades qu'il a opérés à Vichy, où ils s'étaient rendus dans l'espoir que le traitement alcalin dissoudrait les calculs, ajoute :

« L'examen des fragments de pierre rendus par ces différents malades m'a mis à même de vérifier un fait déjà signalé par mon père et dont j'ai dit un mot à propos de l'influence du régime et du traitement sur la nature des concrétions. Certaines couches de ces calculs étaient plus pâles que les autres; celui de Borda (un des malades opérés qui avait été quatre années à Vichy) en avait de tout à fait blanches ; c'étaient des couches formées à la surface du calcul pendant la durée du traitement alcalin. Lorsque le malade cesse le traitement alcalin et reprend son genre de vie habituel, le calcul continue à grossir, mais les couches de nouvelle formation sont alors de même nature que le noyau primitif. Un nouveau traitement alcalin donne lieu à une nouvelle couche blanchâtre, et ainsi de suite. »

Le même auteur dit encore :

« Ces couches sont en général formées par de l'urate de soude, de chaux, de magnésie, des phosphates doubles et triples, puis du carbonate de chaux, » et il ajoute plus loin : « Chez les malades que je viens de citer, il n'y avait pas de catarrhe vésical. »

Il n'y a donc, dans ces exemples, pas de doute possible sur le rôle de l'eau de Vichy dans le développement des calculs.

Passons maintenant à l'examen des faits qui nous sont personnels.

M. Peyronnet, pharmacien à Saint-Symphorien (Loire), m'est adressé de Lyon par le docteur Ollier, le 6 juillet 1875. Ce malade, homme de quarante-sept ans, de constitution robuste, est depuis vingt ans atteint de dyspepsie flatulente compliquée, en 1870, d'accidents intestinaux. Il commença à expulser, l'année suivante, sans douleur, des graviers d'acide urique et fit usage d'eau de Vals pour combattre l'apparition de cette diathèse. En 1873, le malade, sujet à des hématuries après la moindre marche, se fit explorer, et on constata la présence d'un calcul qui mesurait 11 *millimètres* de diamètre; malheureusement, la sensibilité de la vessie ne permit point de faire l'opération, et le malade se rendit à Vichy, croyant calmer ses douleurs et se faire opérer au retour. Malgré un traitement très-prudent et très-modéré, ayant consisté en quelques bains et très-peu de boisson, l'irritation vésicale augmenta, et M. Peyronnet dut cesser le traitement et ajourner l'opération.

Le malade, pharmacien et familier avec les théories médicales, se fit alors le raisonnement suivant :

« Ne pouvant être opéré, je veux faire en sorte que ma pierre ne grossisse pas ; puisque je continue à produire de l'acide urique, je dois neutraliser cet excès d'acide urique par des alcalins. » Et il se mit à ingérer simultanément du carbonate de lithine et de l'eau de Vichy, source des Célestins ou de Vals, source Vivaraise n° 7.

En juillet 1874, une nouvelle exploration faite par M. Ollier montrait que la pierre avait un diamètre de 35 *millimètres*. Le malade fut débarrassé, après quatorze séances de lithotritie, d'un calcul dont *le noyau était composé d'acide urique et les couches périphériques de phosphates alcalins*. Les suites de l'opération furent des plus heureuses, et les urines examinées à l'arrivée à Contrexéville ne contenaient que quelques cristaux d'acide urique et d'oxalate de chaux, ainsi que de l'urate de soude.

Il serait difficile de rencontrer un exemple plus frappant de l'effet des alcalins sur un noyau d'acide urique ; les deux mensurations des calculs, avant et après l'opération, donnent exactement la mesure de l'augmentation que ce traitement a fait subir à la concrétion. Les conditions particulières d'observation dans lesquelles se trouvait M. Peyronnet, qui, lui-même, a analysé avec le plus grand soin ses urines, ses graviers et le résultat de la lithotritie, donnent à ce fait une importance exceptionnelle ; du reste, non content de ses recherches, le malade se livra encore à l'expérience suivante, dont nous lui laissons toute la responsabilité.

Il prit trois graviers d'acide urique de 5 centigrammes chacun, rendus par lui avant l'exploration de sa vessie, et mit l'un dans 125 grammes d'eau de Contrexéville (source du Pavillon); le second, dans 125 grammes d'eau de Vichy (source des Célestins) ; le troisième dans la même quantité d'eau de Vals (source Vivaraise n° 7), et il observa le phénomène suivant :

Au bout de quatre jours, le gravier placé dans l'eau de Contrexéville avait disparu ; celui qui était dans l'eau de Vichy disparut également au bout de huit jours, et celui qui était dans l'eau de Vals ne disparut qu'au bout de quinze. Nous répétons encore que nous laissons à M. Peyronnet, pharmacien à Saint-Symphorien, la responsabilité de son expérience, trop isolée pour que nous cherchions à en tirer des conséquences.

Nous avons tenu à la rapporter, d'abord parce qu'elle est intéressante, et ensuite pour prouver que ce malade observait avec grand soin tout ce qui le touchait et nous a fourni, en s'accusant lui-même d'avoir augmenté, par l'abus des alcalins, le volume de sa pierre, la preuve de ce que nous cherchions à démontrer.

Nous ne voulons pas aborder dans ce travail la question de la dissolution de calculs, jugée aujourd'hui ; cette question a passionné vivement, il y a quarante ans, le monde savant.

Depuis les coquilles d'escargots vantées par Pline, jusqu'au remède de Mlle Stephens qui, en 1740, eut une telle célébrité en Angleterre que le parlement lui accorda une récompense nationale (remède composé de coquilles d'œufs et de savon qui, comme les coquilles d'escargots, agissait par la chaux qu'il contenait), tout fut remis en question lors de l'examen, par l'Académie, de la proposition émise par Petit, que Vichy dissolvait les calculs.

Aujourd'hui, la dissolution des calculs est de nouveau retombée dans l'oubli, aussi bien celle que l'on cherchait à obtenir par les boissons que celle par les injections médicamenteuses dans la vessie, ou par l'électrolyse, comme MM. Prévost et Dumas l'avaient proposé. Les résultats peu importants obtenus par ces différentes méthodes, ainsi que les progrès faits depuis cette époque par la lithotritie, ont fait abandonner tout traitement médical des calculs, pour lui préférer l'emploi des instruments si perfectionnés depuis leur invention en 1822.

Du reste, un rapport, signé Pelouze et Gay-Lussac, fait en 1841, s'exprime ainsi :

« Certains réactifs acides et alcalins exercent sur les concrétions urinaires une action destructive qui porte moins sur les principes qui forment ces concrétions que sur la matière animale qui leur sert de lien.

« Elle est toujours très-lente, même en dehors de la vitalité.

« Elle peut être entravée par de nouveaux dépôts, *dont il faut sans doute reporter la production à la saturation des acides libres ou des sels acides de l'urine. Ces dépôts constituent de nouvelles concrétions.* »

Ces conclusions d'auteurs si compétents, adoptées par l'Académie, viennent corroborer ce que nous avons dit de l'effet de Vichy sur les calculs vésicaux. Il nous serait d'ailleurs facile de multiplier les exemples qui se sont le plus souvent produits dans les conditions suivantes. Des malades habituels de Contrexéville, où ils venaient chaque année expulser leurs graviers, se disaient ou se laissaient dire, quelquefois même par les médecins qui les dirigeaient, que cette eau alcaline était insuffisante à combattre chez eux la diathèse urique, et au lieu de réformer leur régime et d'observer une hygiène appropriée à leur maladie, ils se rendaient à Vichy, et, partis graveleux, en revenaient avec un calcul qui nécessitait une opération. Il n'est pas de médecin à Contrexéville qui n'ait observé de tels faits dans sa clientèle. Le docteur Le Cler rapporte, entre autres exemples (1), l'histoire de M. L. d'Ay, que nous avons vu plusieurs fois chez notre confrère. Ce malade, homme de quarante ans, robuste et sanguin, voyant, après cinq années consécutives d'usage des eaux de Contrexéville, qu'il continuait à rendre des graviers variant du volume d'un pois à celui d'un noyau de cerise, au lieu de chercher par une hygiène sévère à modifier sa constitution, se rendit, en 1872, à Vichy, pour y trouver, disait-il, une guérison radicale. M. L... ne conserva pas longtemps l'illusion que lui avait procurée l'absence de sable et de gravier dans son urine; car, en février 1873, il était obligé de recourir à la lithotritie pour se faire débarrasser, par le docteur Voillemier, de trois calculs qui s'étaient formés dans la vessie. Revenu de nouveau en 1874 et 1875 à Contrexéville, le malade recommença à expulser ses graviers.

Dans cet exemple encore, il nous semble qu'un doute n'est pas permis, et que l'usage de l'eau de Vichy a manifestement fait d'un graveleux un calculeux, en rendant alcalines les urines d'un malade qui avait dans sa vessie de petits graviers, et en déterminant l'accroissement de ceux-ci par la précipitation des phosphates de l'urine à leur surface.

Un autre exemple, qui ne vient pas de notre pra-

(1) *Contrexéville, Mirecourt, Humbert*, 1875, p. 45.

tique à Contrexéville, nous a été fourni par sir Henry Thompson. Il s'agit de la pierre de l'empereur Napoléon III, dont le chirurgien anglais nous a montré des fragments peu après l'opération. Ces fragments représentaient environ la moitié d'une concrétion, dont le volume dépassait celui d'une grosse noix et qui avait eu à peu près la forme ci-dessous.

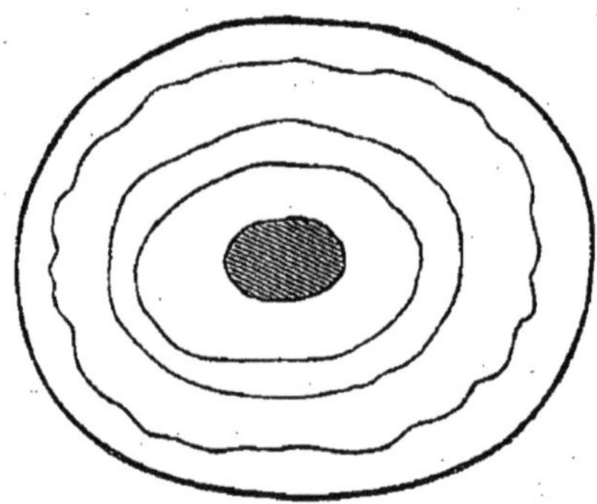

Fig. 21. Figure schématique représentant la pierre de Napoléon III.

On sait que l'opération ne put pas être terminée et que la lithotritie n'avait fait que la moitié de son œuvre lorsque le malade succomba. Le centre de ce calcul était formé d'acide urique et d'urates, les couches périphériques de phosphates.

Le chirurgien anglais est d'avis que les alcalins, l'eau de Vichy en particulier, ont amené la formation de ces couches périphériques, encore augmentées dans les derniers temps par une irritation de la vessie. Celles qui correspondaient à la période de la guerre et des fatigues que l'exercice du cheval devait déterminer chez le malade dans de semblables conditions étaient, comme nous l'a fait voir l'opérateur, irrégulières et rugueuses ; au contraire, les dernières couches, qui correspondaient à la période du repos de Willemshöhe et de Chislehurst, étaient lisses et régulièrement stratifiées.

Le danger de l'usage des alcalins énergiques pour les malades qui peuvent avoir dans la vessie un gravier nous semble pleinement démontré. Il nous reste maintenant à dire quels sont ces alcalins énergiques ; car, à part l'observation de M. Peyronnet, qui a fait usage de carbonate de lithine et d'eau de Vals en même temps que d'eau des Célestins, les autres malades ne peuvent incriminer que Vichy d'être l'origine de leur calcul.

Nous allons, avant de les passer en revue, citer les expériences faites par le docteur Climent, publiées par lui chez Delahaye, en 1874, sur l'action des alcalins.

Cet observateur consciencieux a examiné l'état de ses urines, de son pouls, et compté les globules rouges et blancs de son sang par la méthode du docteur Malassez (1), après avoir ingéré successivement 8 grammes de *bicarbonate de soude* pendant six jours (on sait que 1 litre d'eau des Célestins à Vichy en contient 5g,103).

Puis, après huit jours de repos, M. Climent a pris pendant quatre jours du *carbonate de lithine*,

(1) *De la numération des globules rouge du sang.* Paris, 1873.

les deux premiers jours à la dose de 1 gramme, et les deux autres à la dose de 2 grammes.

Dix jours ont été nécessaires pour pouvoir commencer l'expérience avec le *benzoate de soude* pris pendant quatre jours à la dose de 2 grammes.

Parmi les médicaments administrés dans la diathèse urique, ceux-ci, on le sait, tiennent le premier rang; les eaux de Vichy et de Vals agissent surtout par le bicarbonate de soude qu'elles renferment.

Voici, présentés sous forme de tableaux, les résultats auxquels est arrivé cet expérimentateur :

SUBSTANCES INGÉRÉES.		
Bicarbonate de soude.	Carbonate de lithine.	Benzoate de soude.
8 grammes par jour pris en quatre doses dissoutes dans 80 gr. d'eau.	Deux jours à.. 1 gr. Deux jours à.. 2 gr. Chaque dose dans 100 gr. d'eau de Seltz.	2 grammes par jour pris en granules et en deux fois.
48 grammes en 6 jours.	6 grammes en 4 jours	8 grammes en 4 jours.
Nombre des globules rouges par millimètre cube.		
2e jour. 4,392,400	4,559,200	4,170,000
4e — 3,475,000	3,854,200	3,869,200
6e — 3,280,400	»	»
Nombre de globules blancs par millimètre cube.		
4e jour, 4,150	6,900	5,650
6e — 5,000	»	»
Quantité des urines en vingt-quatre heures.		
1er jour 1390 acides.	1483 alcalines.	1350 faible acidité.
2e — 1320 nombre.	1570 —	1320 —
3e — 1336 alcalines	1564 —	1369 —
4e — 1300 —	1580 —	1347 —
5e — 1382 —	»	»
6e — 1350 —	»	»

Toutes ces expériences ont été faites le matin, à jeun, suivant un régime uniforme; le malade avait, avant l'ingestion des divers médicaments, des urines acides dont il expulsait en vingt-quatre heures 1 260 grammes, 80 pulsations à la minute, 4 531 400 globules rouges et 6 950 globules blancs par millimètre cube.

Ces résultats se résument ainsi : le bicarbonate de soude a produit une déglobulisation plus rapide qu'avec toutes les autres substances; le pouls a d'abord conservé sa fréquence normale pendant deux jours, puis s'est abaissé jusqu'au sixième jour (62 battements par minute); les urines, neutres le premier jour, puis alcalines, ont conservé cette réaction jusqu'au septième jour.

Nous regrettons que M. Climent, dont nous ne saurions trop louer la précision en toutes ces observations, n'ait pas songé à employer un moyen analogue à celui dont nous nous sommes servi lors de l'étude des causes de la gravelle phosphatique (voir p. 34) pour chiffrer l'acidité ou l'alcalinité de ses urines. Sous l'influence du carbonate de lithine, les effets produits se rapprochent beaucoup des précédents, si ce n'est que le pouls a été très-irrégulier, que la quantité des urines a augmenté davantage et qu'elles sont devenues fortement alcalines dès le début.

Sous l'influence du benzoate de soude, la diminution des globules, assez marquée dans les premiers jours, est restée stationnaire dans les derniers, « ce qui nous autorise à dire, écrit l'auteur de ces expériences, que ce médicament ne déglobulise pas d'une manière progressive, mais qu'il pourrait entretenir l'état anémique. » Nous ajouterons que le pouls était légèrement descendu de 80 à 72. Les urines avaient augmenté en quantité, leur acidité s'était affaiblie.

Tel est, en résumé, le résultat des expériences de M. Climent sur l'effet des alcalins les plus usités. On voit donc que ces doses, surtout celles de carbonate de lithine, seraient dangereuses pour les malades dont nous nous occupons; que la dose de bicarbonate de soude représente celle qui contient un peu plus de 1 litre et demi d'eau des Célestins à Vichy et un peu plus de 1 litre d'eau de Vals, qui en contient jusqu'à 7 grammes, et qu'il est facile de tirer des conclusions de ces expériences, en répétant avec le professeur Bouchardat : *Les phosphates contenus dans une urine normale se précipiteront si celle-ci devient alcaline, quelle que soit la cause de cette alcalinité.*

Ajoutons que si la vessie est saine et exempte de corps étrangers, ils seront entraînés avec l'urine; mais que, s'il existe un petit gravier dans la vessie, ils pourront, en se déposant à la surface, donner lieu à une pierre plus ou moins volumineuse, comme l'ont prouvé les exemples que nous venons de citer.

CORPS ÉTRANGERS SERVANT DE NOYAUX AUX CALCULS.

Nous ne pouvons passer sous silence cette cause relativement fréquente de calculs, quoique les exemples observés à Contrexéville en soient très-rares. Néanmoins, nous avons déjà vu, p. 84, qu'un calcul développé autour d'un fuseau de dentelière avait, en 1873, été, malgré ses dimensions, expulsé par une jeune fille qui faisait usage des eaux. Ces corps étrangers peuvent être introduits dans la vessie de trois manières différentes :

1° *Dans un but de soulagement et pour une fin médicale* (les sondes, bougies ou brise-pierre rompus dans la vessie);

2° *Ils peuvent traverser les parois de la vessie et y séjourner* (projectiles d'armes à feu, lambeaux de vêtements poussés par eux, esquilles d'os détachées par leur passage, éclats de bois qui traversent la vessie et s'y brisent) ;

3° *Ils sont introduits par les malades eux-mêmes* dans l'urèthre, s'échappent et tombent dans la vessie. De beaucoup les plus nombreux, nous les énumérerons plus loin.

Heureusement rare, la première variété n'a pas besoin d'explication. On comprend, en effet, que tout corps étranger, s'il séjourne longtemps dans la vessie, y amènera les mêmes accidents qu'un gravier venu du rein, et qu'une pierre se formera plus ou moins vite autour de celui-ci, servant de noyau, et par le même mécanisme ; lorsqu'on voit les instruments dont se servent les vieillards qui ne peuvent vider leur vessie sans le secours de la sonde, on se demande comment cela n'arrive pas plus souvent. Nous avons, pour notre part, vu à Contrexéville de ces malades qui se servaient de sondes en gomme à moitié cassées, parce qu'il leur répugnait de changer un instrument auquel ils s'étaient habitués, et qu'un neuf n'était pas aussi facile à introduire.

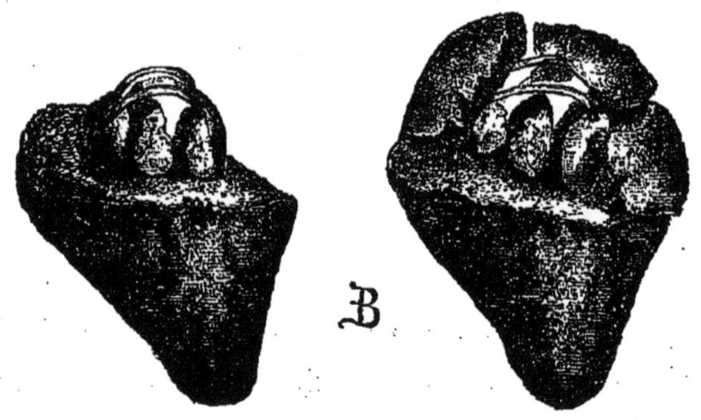

Fig. 22. Calcul développé dans la vessie, autour d'une sonde brisée (Dr Mallez).

La fabrication des instruments a fait assez de progrès pour que la fracture d'un brise-pierre soit une chose aujourd'hui très-exceptionnelle ; nous n'en avons jamais été témoin. Du reste, si cela arrivait à un opérateur, son premier soin serait d'extraire ce fragment sans lui laisser le temps de devenir le noyau d'un calcul.

La seconde variété de noyaux fournis par des corps étrangers ayant traversé les parois de la vessie est aussi fort rare. Néanmoins, l'histoire de Contrexéville possède un cas trop intéressant pour ne pas le citer. Il a été observé en 1821 par le docteur Mamelet, qui le rapporte en ces termes :

Le maréchal de camp baron de Montgardé, habitant Paris, reçut en 1809, à la bataille de Wagram, alors qu'il était aide de camp du major général Berthier, une balle qui lui traversa le bassin, entrant au-dessus de l'articulation de la cuisse et sortant à la racine de la verge, du côté opposé, de manière qu'elle traversa la vessie dans une partie de la largeur et lésa les nerfs cruraux. Cette blessure fut très-longtemps à se guérir à cause des divers accidents qui se succédèrent. Le général fut envoyé aux eaux de Contrexéville, où il arriva le 31 juillet 1821. Après une cure de trois semaines, pendant laquelle le malade expulsa du sable roux et des glaires, comme l'écrit M. Mamelet, il fut pris, le 18 août, d'envies d'uriner fréquentes, avec douleurs au col de la vessie. Jet interrompu et élancements dans le gland.

Le malade, qui rendait beaucoup de sable en pellicules assez larges, finit, dans la nuit du 20 au 21 août, par expulser un morceau de drap rouge roulé sur lui-même et enduit d'une couche épaisse d'acide urique. Ce morceau de drap, déroulé, avait la grandeur et la forme de l'ongle du doigt médius d'un adulte. Il séjournait dans la vessie depuis 1809.

D'autres fois on a vu la balle elle-même ou un fragment d'os entraîné servir de noyau. Ailleurs, c'est un morceau de bois, comme dans le fait relaté en 1836 par Leroy d'Etiolles (1) et intitulé : « Chute « sur le périnée, empalement par un éclat de bois, « introduction dans la vessie d'un fragment déta- « ché; guérison prompte de la plaie; formation « d'une pierre autour du morceau de bois. Litho- « tritie, écrasement et extraction du noyau li- « gneux; guérison. »

La troisième variété des corps étrangers introduits dans la vessie y est portée par les malades eux-mêmes.

On peut difficilement se faire une idée de la variété des corps que, pendant un moment d'aberration d'esprit, des individus se sont introduits dans l'urèthre, dit M. Leroy d'Etiolles. Ces malheureux, ces insensés plutôt, laissent échapper quelquefois les objets dans les mouvements qu'ils leur impriment; ils tombent dans la vessie, enflammant cet organe et vont servir de noyau à un calcul.

Heureux si l'objet, s'il est pointu, ne perfore pas la vessie du côté de l'abdomen et n'amène pas une mort rapide.

Le calcul a d'autant plus le temps d'acquérir un volume considérable que ces individus, hommes ou femmes, n'avouent les souffrances qu'il détermine qu'à la dernière extrémité et quand ils ne peuvent plus les supporter.

(1) *De la lithotripsie*, p. 216.

Il serait impossible d'énumérer les objets introduits de cette manière dans la vessie, tant ils sont nombreux et variés; néanmoins on y a trouvé, plus ou moins incrustés de sel calcaire, les corps suivants : épingles à cheveux, épingles ordinaires, aiguilles, passe-lacet, cure-oreilles, épis de graminée, tiges de plante, étuis, tuyaux de pipe, tiges de thermomètre et de baromètre, crayons, porte-plume; morceaux d'os, de bois, de cuir, de ficelle; des haricots, des fèves, jusqu'à des clefs; et même une petite pomme d'api, incrustée de matière calculeuse, a été retirée par Moreau de la vessie d'une femme.

Nous avons vu qu'une jeune fille avait expulsé, à Contrexéville, un énorme calcul développé autour d'un fuseau de dentelière, qui n'est pas compris dans cette longue énumération. M. le professeur Richet a constaté dernièrement par l'électricité la présence d'une dent de fourchette dans la vessie d'un malade.

Il n'est pas de musée d'anatomie pathologique qui ne possède un ou plusieurs calculs développés autour d'épingles et extraits par la taille.

Ambroise Paré raconte qu'en sa présence on montra au roi une pierre au milieu de laquelle fut trouvée une aiguille « de quoy coustumièrement les cousturiers cousent ». Cette pierre était de la grosseur d'une noix. On voit donc que ces faits ne datent pas d'hier et qu'on a pu en constater de tout temps.

Colot fit présent à Charles II d'Angleterre d'un poinçon dont une extrémité était revêtue d'une pierre de la grandeur d'une pièce de trente sols. Ce poinçon avait séjourné deux ans dans la vessie d'un garçon de vingt-trois ans que Colot avait taillé.

Le calcul représenté figure 20 a pour origine un porte-crayon qu'un malade s'était introduit

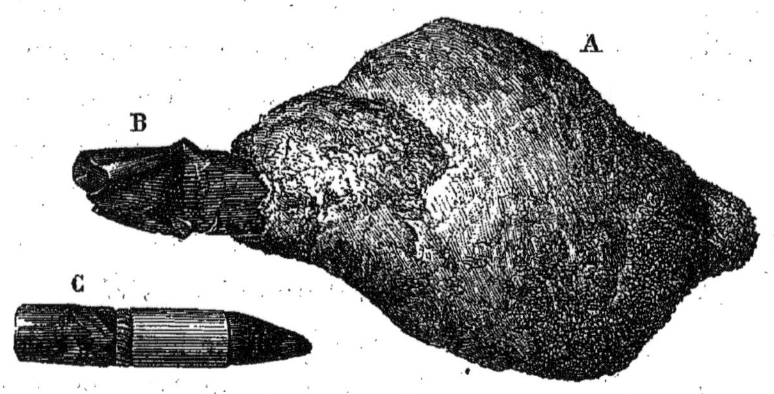

Fig. 23. Calcul développé autour d'un porte-plume (collection du Dr Caudmont.)

dans l'urèthre pour se sonder (?). M. le docteur Caudmont, appelé à lui donner des soins, saisit d'abord l'extrémité C du porte-crayon, dont il fit l'extraction sans difficulté, car celle-ci étaitlibre et ne faisait pas corps avec le tube creux dans lequel elle entrait à frottement. L'habile opérateur ayant reconnu la présence du corps étranger adhérent avec le fragment B voulut, avant d'entreprendre une lithotritie, exciser celui-ci, que ses tentatives d'extraction avaient aplati et déformé. Un instrument spécial fut commandé par M. Caudmont, dans ce but ; mais le malade, au lieu de garder le repos

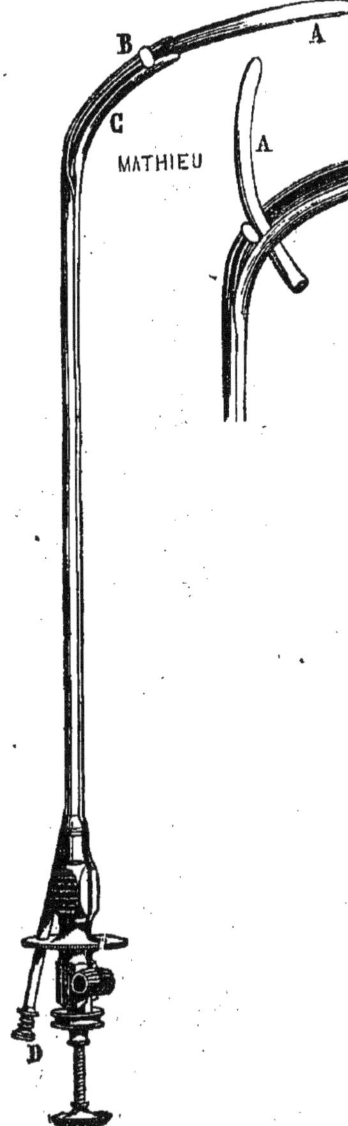

Fig. 24. Instrument destiné à extraire les corps étrangers de la vessie (planche tirée de l'ouvrage de M. R. Leroy d'Etiolles).

qu'on lui avait prescrit, se rendit de la rue Oudinot au Jardin des Plantes, où il se promena ; pendant le trajet en voiture, l'extrémité B du porte-crayon fit à la vessie deux plaies profondes; des accidents survinrent, qui en peu de jours emportèrent le malade.

Le frère Côme conservait une pierre tirée de la vessie d'une femme; cette pierre avait une longue épingle pour noyau. Chopart (1) énumère de nombreux faits du même genre, observés chez l'homme et chez la femme. Civiale, Leroy d'Étiolles, Mercier, Reliquet et tous les auteurs qui se sont occupés de lithotritie en citent de nombreux exemples.

M. Denucé, professeur

(1) *Traité des maladies des voies urinaires*, t. II, p. 99.

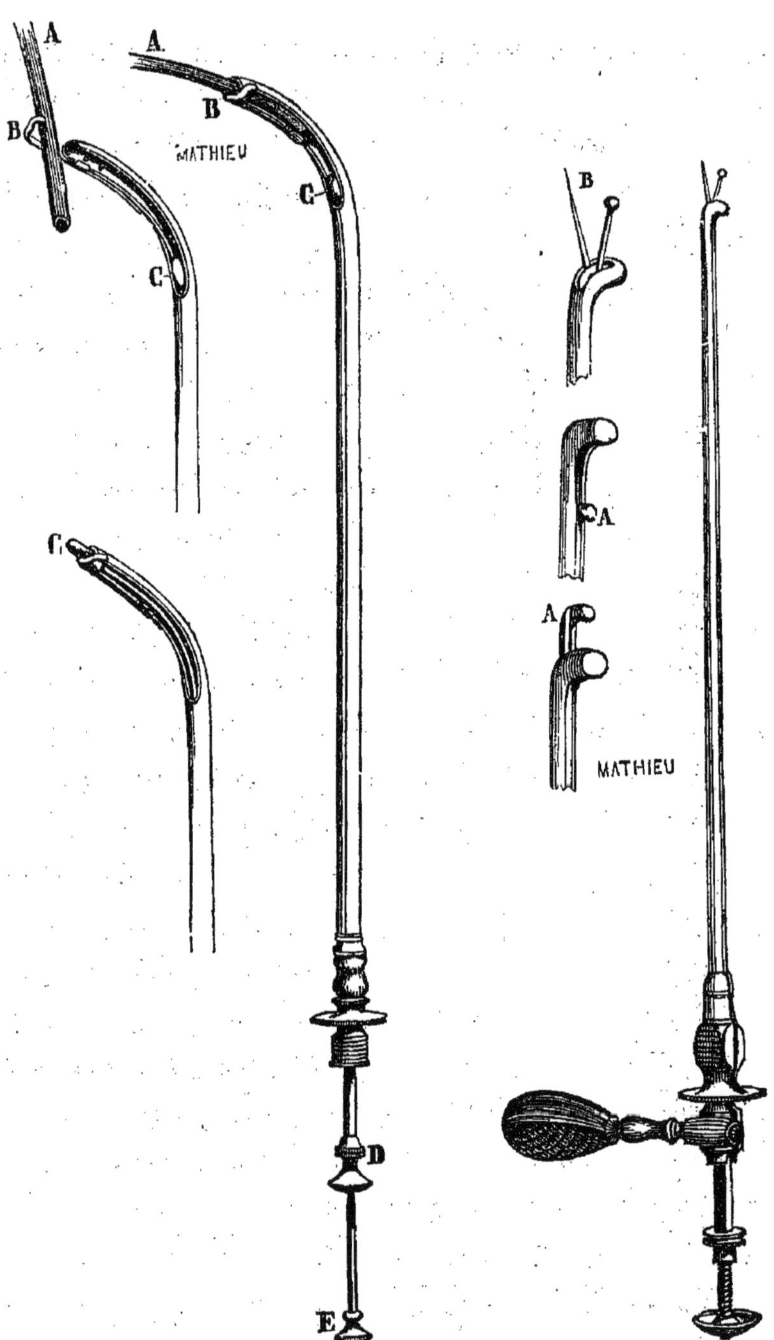

Fig. 25 et 26. Instruments destinés à extraire les corps étrangers de la vessie (planches tirées de l'ouvrage de M. R. Leroy d'Etiolles).

à l'École de médecine de Bordeaux, a réuni 391 faits de corps étrangers servant de noyaux à des calculs (1); 258 de ces corps ont été introduits dans la vessie par les malades pour satisfaire une passion déréglée.

« Il est peu de sujets sur lesquels les chirurgiens et les fabricants d'instruments de chirurgie aient plus exercé leur esprit inventif, dit M. Mercier, et le nombre des appareils destinés à extraire les corps étrangers de la vessie est considérable. » Les figures 24, 25 et 26 en sont des spécimens.

Pour compléter l'étude des causes de la pierre, nous devons parler des concrétions qui se forment de toutes pièces dans la vessie, sans qu'un gravier venu du rein ou un corps étranger venu de l'extérieur leur serve de noyau. Nous le ferons brièvement; car ce travail a surtout pour but l'étude de la gravelle rénale et de ses différentes terminaisons. C'est encore lorsque l'urine est devenue alcaline par suite de fermentations ammoniacales que se forment ces *pierres secondaires*. Elles sont relativement fréquentes chez les malades âgés qui, pour une raison quelconque, ne vident pas complétement leur vessie, surtout chez ceux dont la prostate hypertrophiée met depuis longtemps obstacle à l'écoulement de l'urine. La muqueuse vésicale s'enflamme, et le mucus qu'elle sécrète sert de ciment au mortier formé dans ces conditions par les

(1) *Journal de médecine de Bordeaux*, 1856.

phosphates terreux que fait précipiter l'alcalinité de l'urine.

Ils sont quelquefois formés en quantité si considérable, qu'on a vu des ouvertures pratiquées pour l'opération d'une taille s'en incruster et rester fistuleuses. Un malade atteint de cette affection, client de MM. Manec et Leroy d'Etiolles, dut être opéré tous les six mois. Cela dura quinze ans, nous apprend l'opérateur. M. le docteur Denis, à la fin de sa carrière, dut recourir pendant plusieurs années à la lithotritie tous les trois mois, malgré les injections vésicales auxquelles il se soumettait pour éviter une récidive.

Heureusement pour ces malades, les concrétions formées dans ces conditions ont peu de cohésion et s'écrasent très-facilement. C'est d'eux que M. le docteur Baud a pu dire qu'il les a vus maintes fois à Contrexéville *pisser leur calcul en bouillie*, suivant l'expression imagée de notre regretté confrère.

C'est encore à cette variété qu'appartiennent les placages phosphatiques de la vessie, quelques calculs enchatonnés et certaines pierres développées dans des cellules de la vessie, l'effroi des lithotriteurs, qui, on le comprend, ne peuvent en avoir raison sans recourir à la taille. Entre autres exemples de calculs en plaques, nous citerons celui que relate, dans son *Traité des opérations des voies urinaires*, le docteur Reliquet, p. 758, et intitulé : « Pierre volumineuse enchatonnée ; plaques cal-

« caires adhérentes à la paroi vésicale décollées « par une dilatation brusque de la vessie due aux

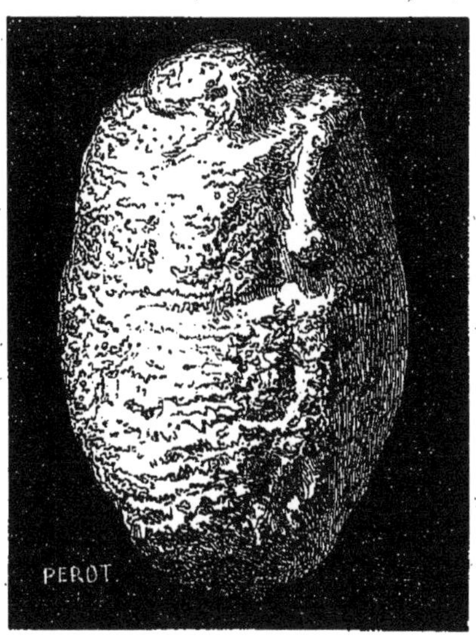

Fig. 27. Pierre enchatonnée (Dr Reliquet).

« courants continus, puis évacuée spontanément; « extraction de la pierre par la taille. Guérison. » (Fig. 27 et 28.)

D'autres fois, ce sont des poches formées soit aux

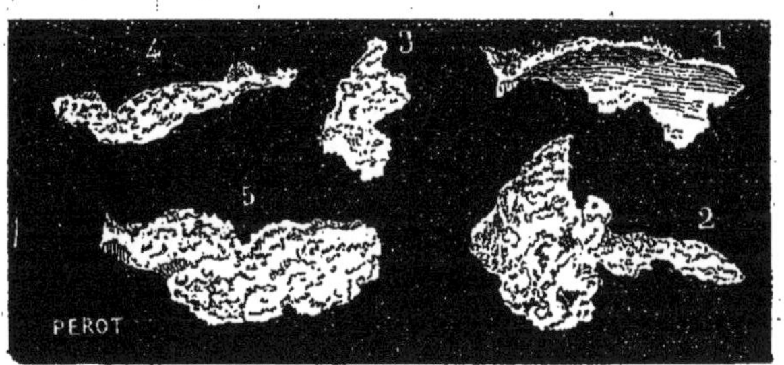

Fig. 28. Plaques calcaires adhérentes (Dr Reliquet).

dépens de la muqueuse vésicale faisant hernie entre les faisceaux de la tunique musculeuse, ou par l'ampliation des trois tuniques qui contiennent des calculs.

Sanson a présenté, le 14 mai 1833, à l'Académie, la vessie d'un vieillard. Aux deux côtés de cette vessie se voyaient deux poches dont les parois étaient composées de trois tuniques. Elles communiquaient avec la vessie par des ouvertures de 1 centimètre de diamètre; l'une d'elles contenait sept calculs gros comme des noisettes. On a pu, chez d'autres malades, compter jusqu'à sept, dix et même, dans un cas cité par Schenkius, trente-deux cellules renfermant chacune un calcul.

V

EXCEPTIONNELLEMENT, UNE PIERRE PEUT SE BRISER SPONTANÉMENT DANS LA VESSIE, ET LES FRAGMENTS QUI EN RÉSULTENT SORTIR SANS OPÉRATION.

Depuis Olaüs Borrichius, qui, en 1671, rapporte l'histoire d'un enfant de six ans qui rendait des morceaux d'une pierre brisée spontanément dans la vessie, bien des auteurs se sont occupés de cette intéressante question. J'ai, pour ma part, rapporté des faits de ce genre observés à Contrexéville, une première fois dans une lecture faite dans la séance du 5 mars 1872 à la Société d'hydrologie de Paris, et une seconde dans un mémoire présenté au congrès médical de Bruxelles, en 1875.

Ce ne sont, du reste, pas les faits qui manquent dans la science, mais bien une explication de ce phénomène singulier qui a nom la *fragmentation spontanée*. On peut néanmoins les classer sous deux chefs différents :

1° Les pierres qui se brisent par éclatement;

2° Les pierres qui s'exfolient.

Un cas type en quelque sorte de la première variété a été observé par le docteur Cross (1). Ce chirurgien trouva dans la vessie d'un septuagénaire vingt-deux pierres; l'une de ces pierres se cassa d'elle-même peu après l'extraction. Les vingt et une autres purent être rajustées de manière à donner la certitude qu'elles avaient appartenu à trois calculs semblables au premier, mais réduits, l'un en quatre, l'autre en huit, le troisième en neuf morceaux.

Les fragments des derniers étaient aigus et accusaient une fracture récente. Les autres, plus anciens, étaient recouverts d'une légère couche phosphatique. Le volume de chacun des calculs primitifs était celui d'un œuf de pigeon. Ils étaient formés d'acide urique et d'un peu d'urate de chaux.

Tulpius, Deschamps, Witt, Rousseau, Heister, Camper, le professeur Cloquet, Civiale et, après lui, tous les auteurs modernes, ont rapporté des faits de ce genre. L'observation IX de l'ouvrage sur les eaux de Contrexéville, que j'ai publié en 1869, en est

(1) *A Treatise on Urin. Calc.*, pl. II, fig. 13.

encore un exemple. Leroy d'Étiolles a extrait par la taille, à un habitant de la Côte-d'Or, âgé de soixante-cinq ans, cinq pierres, dont quatre se réunissaient pour former un calcul du volume d'un œuf de pigeon, tandis que l'autre, en apparence intacte et d'une fort grande dureté, présentait, quand elle eut été sciée par le milieu, six fissures partant du centre, mais n'atteignant pas la circonférence, ce qui aurait eu lieu certainement et donné naissance à six fragments (fig. 29).

Le volume de ces fragments, non plus que ceux

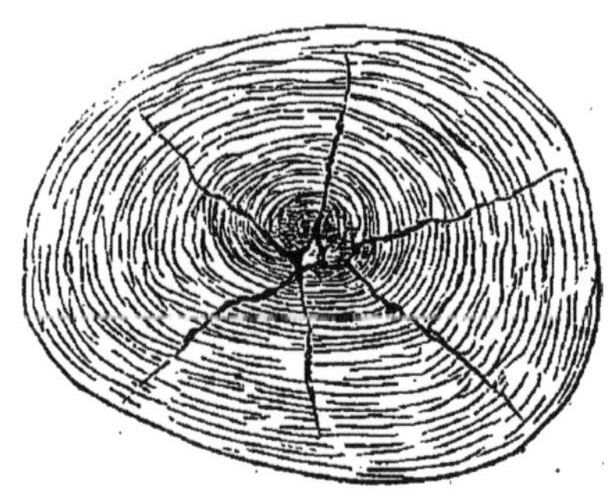

Fig. 29. Pierre prête à éclater dans la vessie (R. Leroy d'Etiolles).

représentés figure 30, ne leur aurait pas permis de sortir par l'urèthre; mais, dans le cas que nous avons cité (obs. IX), les morceaux de la pierre qui avait primitivement le volume d'une noisette furent expulsés à Contrexéville. Ils présentaient au centre une cupule qui indiquait la présence d'un noyau du volume d'un grain de blé et étaient composés d'acide urique. Le petit volume de la concrétion primitive ne permet pas d'admettre l'explication de M. Civiale, qui considère le morcellement spontané comme un résultat des *contractions vésicales*. Leroy d'Étiolles l'explique par un *retrait dû à la sécheresse du centre*, qui, dans ces pierres toujours composées d'acide urique dense et de grain serré,

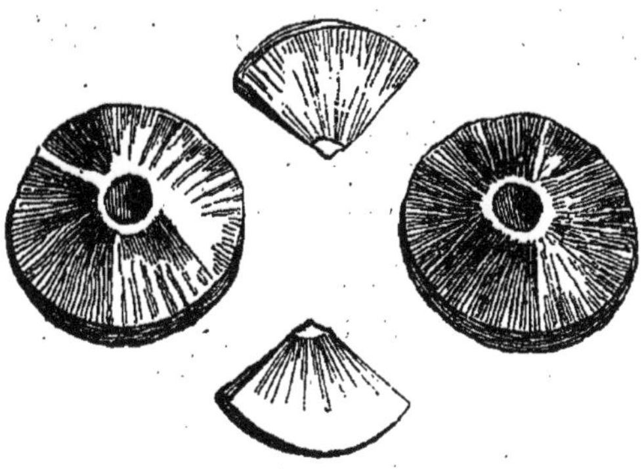

Fig. 30. Pierre brisée spontanément dans la vessie (R. Leroy d'Etiolles).

n'est plus imbibé par l'urine. Il se formerait alors des fissures qui s'allongeraient à mesure que la partie desséchée augmente d'épaisseur. Ce qui, suivant nous, peut donner beaucoup de vraisemblance à cette explication, c'est que certaines de ces pierres se brisent peu après avoir été extraites de la vessie, comme on l'a vu dans le cas de Cross.

Tout autre sera l'explication des calculs qui se brisent par exfoliation. Ici, dans certains cas où les pierres sont multiples, on peut faire intervenir l'action contractile d'une vessie souvent hypertrophiée.

Mais il nous semble bien difficile d'appliquer aucune de ces deux explications au fait suivant, observé par nous à Contrexéville en 1874 et 1875.

M. C..., habitant de l'Algérie, âgé de soixante-douze ans, rendait depuis vingt ans de la brique

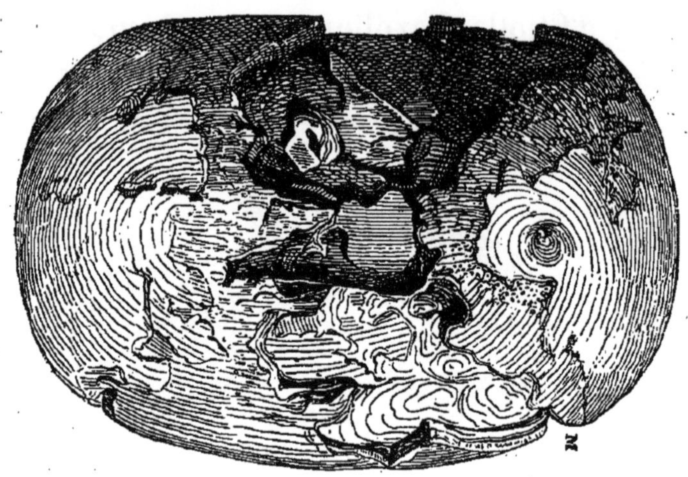

Fig. 31. Pierre se brisant spontanément par exfoliation (R. Leroy d'Etiolles).

pilée, sans douleur des reins ni de la vessie, lorsqu'en 1872 il eut une colique néphrétique très-violente, mais qui ne dura qu'un quart d'heure. Ce malade fit alors constamment usage d'eau de Vichy

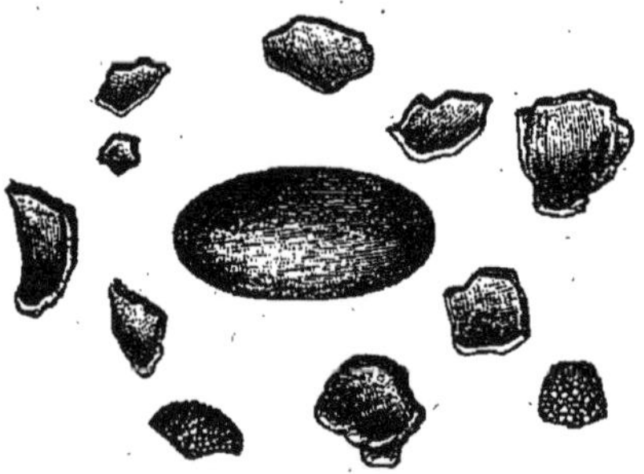

Fig. 32 Pierre brisée spontanément dont le noyau a été expulsé à Contrexéville.

aux repas et ne vit plus de sable dans ses urines. Vers la fin de l'année 1875, il commença à rendre, par l'urèthre, des fragments qui ne sauraient être mieux comparés qu'à des morceaux de coquille d'œuf.

L'expulsion de ces fragments était, chose bizarre, toujours précédée de maux de reins. Dans ces conditions, le malade se rendit à la fin de juin 1874 à Vichy, où il se confia aux soins de notre collègue M. Durand-Fardel, qui lui administra les eaux avec toute la prudence que nécessitait l'état de M. C.... Pendant trois semaines le malade but quatre demi-verres en deux séances, à l'Hôpital, à la Grande-Grille, puis aux Célestins. Après trois semaines de ce traitement, notre confrère, jugeant, d'après les résultats qu'il constatait journellement, que le malade avait dans la vessie une concrétion plus volumineuse que celles qu'il avait expulsées jusque-là, nous l'adressa à Contrexéville. Un traitement, commencé également par des doses très-modérées le 21 juillet 1874, nous permit, dès le 1er août, d'affirmer l'existence d'un corps étranger dans la vessie, et le 15 août le malade expulsait un gravier volumieux ou un noyau représenté dans la figure 32 au milieu de quelques-uns des derniers fragments expulsés. Les premiers n'avaient, nous l'avons dit, que l'épaisseur d'une coquille d'œuf.

Nous devons ajouter que le malade avait continué à rendre des fragments en forme de coquille pendant le traitement, et cette expulsion se prolongea encore deux mois après son départ de Contrexéville, comme nous l'a raconté, avec pièces à l'appui,

M. C... lors de son retour à Contrexéville le 15 juillet 1875. Je n'ai fait reproduire par la gravure que quelques-uns de ces fragments; les derniers ont plus d'épaisseur que les premiers. Le nombre en est trop considérable pour les reproduire tous.

M. C..., qui nous en a remis une centaine, affirme en avoir expulsé au moins autant sans les recueillir.

Ces fragments formaient-ils autour du gravier expulsé un calcul?

Quel est le mécanisme qui l'a amené à se rompre ou plutôt à s'exfolier?

On comprend combien il est difficile de donner une réponse précise à ces questions; je ne hasarderai même pas une supposition hypothétique, que dans l'état de la science il est impossible de donner sur le mode de séparation des différents éléments que je crois avoir appartenu à une concrétion unique formée autour du gravier descendu du rein en 1872.

Quoi qu'il en soit, cette terminaison de la gravelle, ou plutôt de la pierre, est exceptionnellement favorable; malheureusement trop rare, elle pourra peut-être un jour, lorsqu'elle sera mieux connue, donner lieu à des applications thérapeutiques et contribuer ainsi à soulager les malheureux atteints de l'affection dont nous venons de retracer l'histoire.

Il importe donc de prévenir la production de la gravelle, et, lorsque celle-ci existe, d'empêcher la formation d'une pierre dans la vessie. A ce dernier point de vue, la source du Pavillon amènera le résultat désiré en déterminant l'expulsion des graviers, ou en décelant leur présence s'ils sont trop volumineux pour sortir par les voies naturelles. Mais c'est à une hygiène appropriée à la nature de la gravelle qu'il faut demander les moyens d'en prévenir le retour : si les graveleux ne veulent pas ou ne peuvent pas suivre exactement les règles qu'elle prescrit, aucun médicament ne saurait les guérir, et ils viendront grossir la foule de ces habitués de Contrexéville, qui viennent chaque année chercher l'impunité pour leurs écarts de régime.

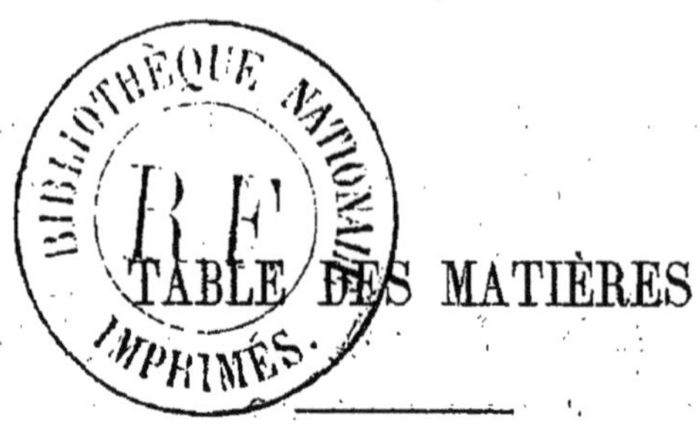

TABLE DES MATIÈRES

Pages.

PRÉFACE v

ETIOLOGIE DE LA GRAVELLE 1

Gravelle urique 4

Statistique 9

Hérédité 10

Troubles des fonctions digestives 13

Excès d'alimentation 15

Défaut d'exercice 19

Emotions morales violentes 21

Traumatisme de la région rénale 24

Gravelle oxalique 26

Statistique et étiologie 27

Gravelle de xanthine et de cystine 33

Gravelles phosphatiques 34

a. Primitive 36

Rôle des phosphates dans l'organisme 41

b. Secondaire 46

Fermentation ammoniacale 52

Pourquoi l'on doit admettre une gravelle phosphatique primitive 55

Dosage de l'acidité ou de l'alcalinité de l'urine 56

Gravelle alternante 59

Gravelle pileuse 66

Conclusions et résumé des causes de la gravelle 67

ETIOLOGIE DE LA PIERRE 72

Les graviers formés dans le rein passent dans la vessie en déterminant des douleurs plus ou moins vives 73

La colique néphrétique, ses caractères suivant la nature

Pages.

du gravier rénal, son traitement.................. 74

Le gravier se développe dans le rein.................. 78

Le gravier engagé dans l'urèthre y détermine des accidents.................................... 79

Le gravier arrivé dans la vessie devient le noyau d'un calcul.. 82

Calculs de l'urèthre.......................... 86

Calculs du périnée.......................... 89

Calculs de la prostate.......................... 89

Accroissement du gravier dans la vessie.............. 90

a. Par adhésion d'éléments de même nature.......... 93

b. Par adjonction de couches de nature différente.... 101

Composition des noyaux.......................... 103

Calculs développés autour d'un gravier venu du rein sous l'influence de l'usage et surtout de l'abus des alcalins. 104

Corps étrangers servant de noyaux aux calculs........ 118

Pierres secondaires, calculs enchâtonnés, enkystés, placages phosphatiques.......................... 126

Fracture spontanée des calculs dans la vessie......... 129

Paris. — Typographie A. Hennuyer, rue d'Arcet, 7.

www.ingramcontent.com/pod-product-compliance
Ingram Content Group UK Ltd.
Pitfield, Milton Keynes, MK11 3LW, UK
UKHW012041240726
13965UKWH00003B/952

9 782012 988354